W0343705

MAGDA M. MORODER

Heilpflanzen in den Dolomiten

Volksmedizin Volksglaube Volksaberglaube

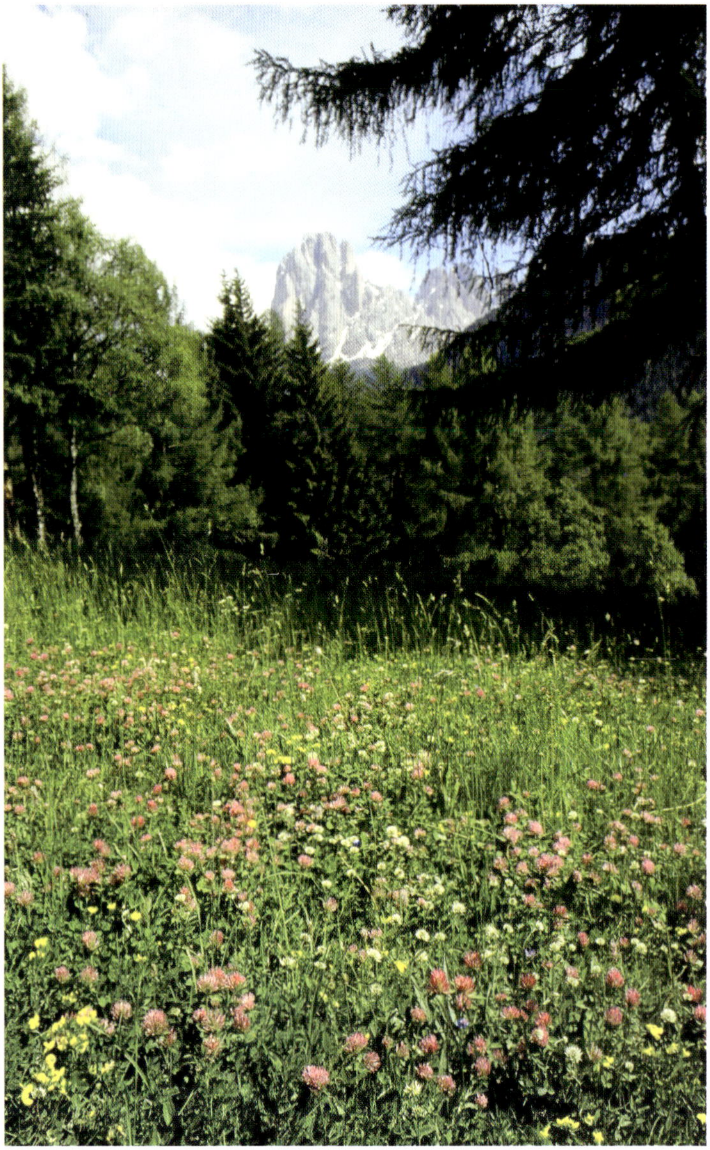

Der Streber kennt nur eins: sein Ziel.
Der Weise pflückt am Wege Blumen.

Ein herzliches Dankeschön all jenen,
die mir bei der Verwirklichung meiner Doktorarbeit
und des vorliegenden Buches in irgendeiner Weise geholfen haben,
vor allem jenen, die mir besonders nahe stehen.

Impressum

2003

Lauben 41, Bozen
Tel. 0471 92 72 27, Fax 0471 92 72 26
E-Mail: athesia.touristik@athesia.it

Autorin:
Dr. Magda M. Moroder

Grafische Gestaltung:
Barbara Huber-Bergmeister

Bildnachweis:
D'Andrea Desirèe, Demetz Karl,
Kostner Matthäus, Kostner Moroder Carmen,
Moroder Daniel, Moroder Lorenz,
Moroder Magda M., Wanker Josef

Druck:
Athesiadruck, Bozen

ISBN 88-87272-57-3

Inhaltsverzeichnis

Inhaltsverzeichnis

Inhaltsverzeichnis

Vorwort

Zu allen Zeiten wurde in verschiedenen Schriften versucht, den Menschen Sinn und Zweck der Heilpflanzen nahe zu bringen. Es ist erfreulich, dass sich auch heute junge Menschen für diese Schätze der Natur interessieren und sich bemühen, trotz des Siegeszuges der technischen Entwicklung unseres Zeitalters, der Natur nahe zu bleiben. So behandelt Magda M. Moroder in ihrer jüngst niedergelegten Doktorarbeit an der Universität Triest (Referent: Uni.-Prof. Dr. Crevatin Franco) das Thema der Heilpflanzen, und das trotz des riesigen Fortschritts der chemischen Pharmaka in den letzten hundert Jahren. Für diese Entwicklung müssen wir dankbar sein. Doch die Heilpflanzen der Volksmedizin bleiben für die Menschheit weiterhin wichtig; sie bilden die Grundlage für die gesamte Heilkunde.

Seit dem Altertum bemühen sich die Menschen, Erkenntnisse und Hilfe für den kranken Körper aus dem Reichtum der Natur zu holen.

Da manche Pflanzen auch als religiöse Symbole dienen, wurden sie im Brauchtum dieses Bereichs mit einbezogen. Wenn sich im Laufe der Zeit auch Aberglaube eingeschlichen hat, tut dies der Wirkung unserer Heilpflanzen keinen Abbruch. Damit wird dieser Bereich noch interessanter und für manche beliebter.

Bei jedem körperlichen Leiden ist das Vertrauen auf die Heilkraft aller medizinischen Kuren und damit die Hoffnung auf Heilung, oder auch nur die Erhaltung der Gesundheit, ein wesentlicher Faktor, die Gesundheit zu erhalten oder zu erlangen.

Zugleich ist das Interesse um die Heilpflanzen und deren vernünftiger Gebrauch auch ein Weg, die Natur mit all ihren Schönheiten und Wundern zu erkennen und zu schätzen. Wenn uns die heutige Überzivilisation bewusst wird und die vorliegende Studie uns auf das Nützliche und Schöne in der Natur stärker aufmerksam macht, dann war die Mühe nicht umsonst.

Rudolf Moroder Rudolfine

Einleitung

Das Entstehen dieses Buches

Der Zweck meiner Arbeit war und ist es, das, was noch im Leben und in den Erinnerungen älterer Menschen des Dolomitengebietes (mit Schwerpunkt Gröden) ist, zu suchen, zu sammeln, aufzuschreiben und so für die Gegenwart und die Zukunft festzuhalten, damit das alte Wissen, das meist mündlich von Generation zu Generation weitergegeben wurde, nicht verloren geht.
Ich habe mir also das Gebiet der Volksmedizin, des Volksglaubens und Volksaberglaubens rund um die Heilpflanzen ausgesucht. Ich konnte sicherlich nicht das vollständige Wissen auf diesem Gebiet sammeln, doch habe ich bei meinen Recherchen versucht, möglichst viele Personen, Frauen wie Männer, aus möglichst vielen Orten zu befragen, um ein möglichst vollständiges Bild der Situation zu bekommen.

Das Alter der befragten Personen, die hauptsächlich aus Bauernfamilien stammen, liegt zwischen 60 und 95 Jahren.
Die meisten Informationen wurden also durch Interviews gesammelt. Die Gespräche mit den befragten Personen wurden frei und persönlich geführt, ohne streng einem Befragungsraster zu folgen, in fast allen Fällen auf Tonband aufgenommen und anschließend auf Computer niedergeschrieben. Es wurden auch schriftliche Unterlagen herangezogen, doch gibt es über dieses Thema, was bestimmte Gebiete betrifft, nur sehr wenig Material.

Volksmedizin

Unter Krankheit verstand man etwas, das von außen kam. Früher wurden Hexen und böse Geister für die Krankheiten verantwortlich gemacht. Diese konnten nicht, wie heutzutage die Krankheitserreger, wissenschaftlich nachgewiesen werden. Dazu kommt noch, dass die Leute früher so arm waren, dass sie sich selten einen Arzt oder Medikamente hätten leisten können. Manchmal musste man auch auf den Arzt verzichten, weil er viel zu weit weg wohnte und der Weg zu ihm sehr beschwerlich war. Aus diesen Gründen mussten die Leute damals in Notlagen und Krankheitsfällen Selbsthilfe leisten, sich weiter und immer mehr der Natur anvertrauen und manchmal eben auch unerklärbaren Kräften und abergläubischen Riten Glauben schenken und ihnen vertrauen.
Es ist heute noch oft so, dass bei Krankheiten das Gebet, der Glaube und der Aberglaube neben den medizinischen Maßnahmen eine wichtige Rolle spielen.
Nach meinen Recherchen bin ich nun noch mehr davon überzeugt, dass die Natur wertvolle Schätze in sich birgt. Das Wichtige dabei ist, sie kennen lernen und verstehen zu wollen – und ihr zu vertrauen.

Älteren Menschen gilt meine Achtung, denn sie haben in ihrem Leben einen reichen Erfahrungsschatz gesammelt und Zeiten erlebt, die wir, ihre Nachkommen, nicht wieder erleben werden.

Hinweis

Diese Arbeit ist eine Bestandsaufnahme aus kulturhistorischem Blickwinkel und ist als Anregung gedacht, nicht als medizinisches Handbuch. Auch ersetzt das vorliegende Buch nicht den Besuch beim Arzt.
Es darf nicht leichtfertig mit Heilpflanzen umgegangen werden, in leichten Fällen ist eine Eigenanwendung sicherlich vertretbar, aber bei ernsthaften, länger andauernden oder schwerwiegenden Krankheiten und Verletzungen muss unbedingt ein Arzt aufgesucht werden. Vor allem wenn Medikamente eingenommen werden, sollte der Arzt gefragt werden, ob sich die gewünschte Heilpflanze mit den Medikamenten verträgt.
Viele Heilpflanzen sind gleichzeitig auch Giftpflanzen, können Allergien auslösen oder andere Nebenwirkungen haben. Verwechslungen können sogar tödlich enden. Dabei darf nicht vergessen werden, dass jede Person anders auf die verschiedenen Mittel reagieren kann. Es ist unbedingt erforderlich, sich vor jeglicher Anwendung genaue Informationen einzuholen.

Beim Sammeln von Heilpflanzen ist es angebracht, sich zu vergewissern, dass sie richtig bestimmt werden. Wenn man sich nicht sicher ist, sollte man kein Risiko eingehen!
Das Beste ist, man nimmt ein Buch mit Fotos oder Darstellungen der verschiedenen Arten mit, um zu bestimmen um welche Art es sich im Zweifelsfall handelt.

Zu bedenken ist zudem, dass der Heileffekt vielfach herabgedrückt wird, wenn auf die Ernte, Konservierung und Aufbewahrung der Heilpflanze zu wenig Bedacht genommen wird.
Bei der Anwendung von Heilpflanzen ist auch auf die richtige Dosierung zu achten, damit ein Heilerfolg eintritt und die Gefahren von unerfreulichen Nebenerscheinungen vermieden werden.
Bei jeder Pflanze findet man unter ACHTUNG! weitere wichtige Anmerkungen zum Gebrauch derselben. Es handelt sich dabei um Warnungen, die von den befragten Personen stammen, und solche, die ich anderen Quellen entnommen habe und die vielleicht der Volksmedizin nicht bekannt sind.
Nicht zu vergessen: Naturschutzbestimmungen im jeweiligen Land beachten!

Diese Arbeit ist mit großer Sorgfalt erstellt worden, doch wird für alle in diesem Buch angegeben Rezepte sowie Erklärungen über Verwendung und Wirkungsweise von Heilpflanzen sowie die Richtigkeit sonstiger Inhalte keinerlei Haftung übernommen. Die Autorin dieser Arbeit übernimmt keine Verantwortung für mögliche Schäden.

Die Autorin
Dr. Magda M. Moroder

Übersetzungen:
Die ladinischen und italienischen Informationsquellen wurden von der Autorin selbst übersetzt.

Blumen / Kräuter / Laubbäume

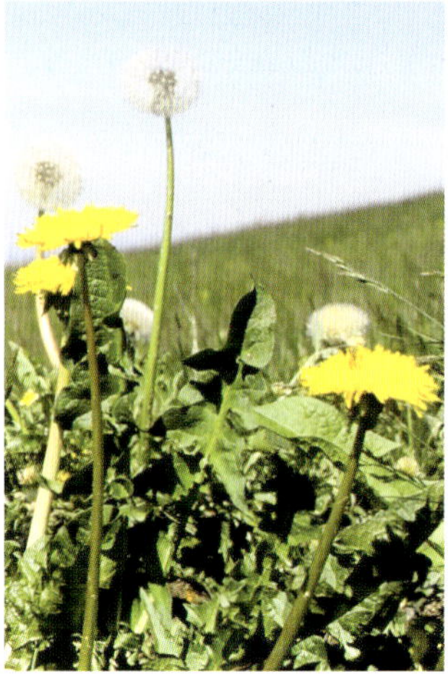
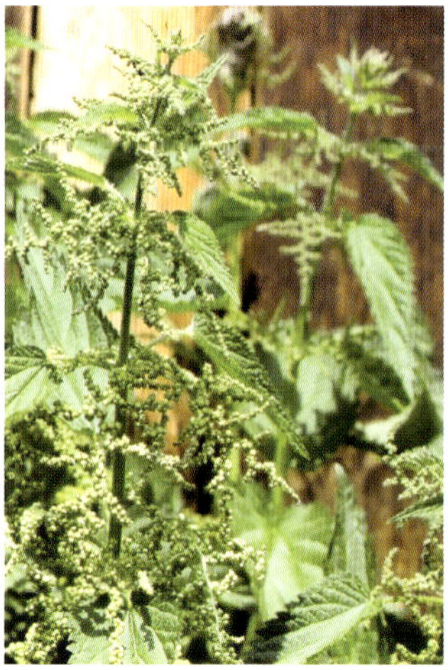
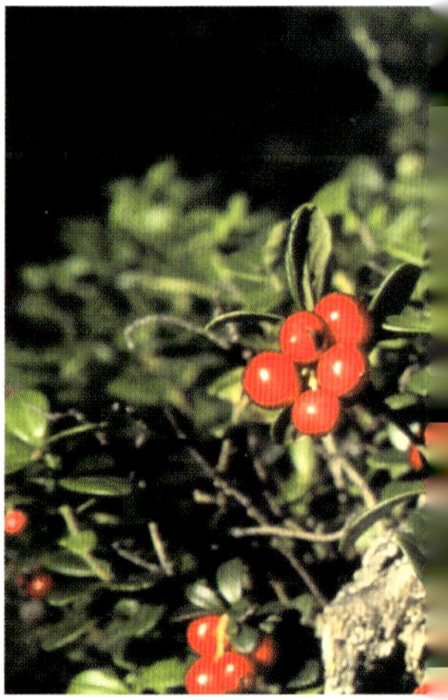

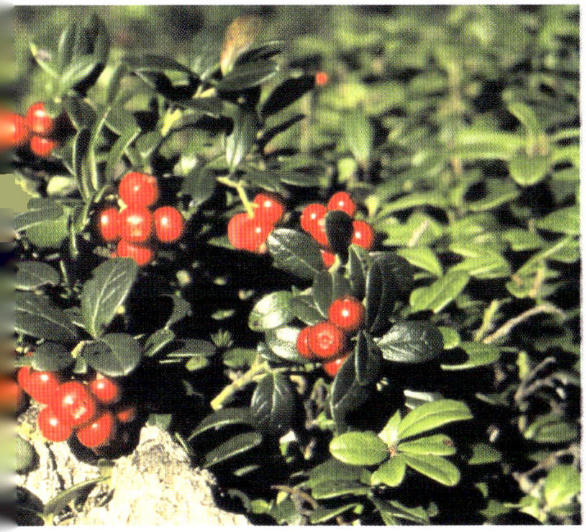

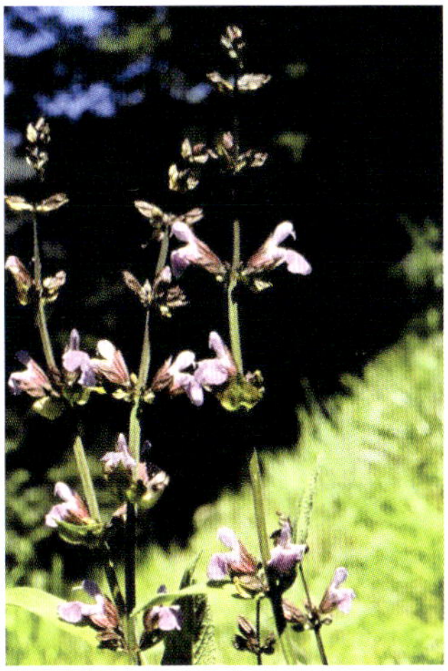

Arnika

Arnica montana L.

Grödner-Ladinische Pflanzennamen:

arnica
stranudela

Familie:

Korbblütler (Compositae)

Deutsche Volksnamen:

Bergwohlverleih, Engelkraut, Fallkraut, Wohlverleih

Aussehen:

Die Arnika ist eine ausdauernde 20 bis 60 cm hohe Pflanze.
Der Stängel ist aufrecht, weich behaart und drüsig.
Die grundständige Blattrosette besteht aus zwei oder drei Blattpaaren. Die gelblichgrünen Blätter sind eiförmig bis lanzettlich, am Stängel sind sie kleiner und gegenständig. Die Blätter sind vom Ansatz bis zur Spitze von fünf nebeneinander verlaufenden Blattrippen (Adern) durchzogen.
Die Blüten sind orangegelb und wachsen in einem großen, einzelnen, manchmal auch in 3 bis 4 Körbchen an den Spitzen der gegenständigen Stängeläste. Am Rand befinden sich 15 bis 20 Zungenblüten, die am oberen Ende dreizähnig sind und von 5 bis 12 deutlich sichtbaren Nerven durchzogen sind.
Die Früchtchen sind mit Pappushaaren versehen.
Der dunkelbraune Wurzelstock ist fast waagrecht.
Der Geruch ist aromatisch, harzig, würzig.
Der Geschmack ist sehr bitter.

Vorkommen:

In Nord- und Mitteleuropa, in Sibirien.
Auf sauren Böden, mageren, humosen, hoch gelegenen Bergwiesen und Weiden. Auf Waldlichtungen. Bis etwa 2800 m.

Verwechslungen:

Alle als Verwechslung in Frage kommenden anderen Korbblütler haben nicht gegenständige, sondern wechselständige Stängelblätter.
Die sichersten Anhaltspunkte, diese Pflanze zu erkennen, sind ihr feiner aromatischer Geruch, die Farbe der Blüte und die nervendurchzogenen Zungenblüten.

Blütezeit:	Erntezeit:
Juli bis August	Blüten: Juli bis August Wurzelstock: September

Heilkräftige Pflanzenteile:

Die ganzen Blütenköpfe oder die Einzelblüten (frisch und getrocknet) und der Wurzelstock.
Achtung, in vielen Blütenböden sind die Larven der Arnikafliege enthalten!
Schnell trocknen.

Wirkstoffe:

Apfelsäure, ätherisches Öl, Bitterstoffe, Farbstoffe, Flavonoide, Gerbstoffe, Harz, Kautschuk, Kieselsäure, Procyanidine, Wachs.

Medizinische Eigenschaften:

Adstringierend, antiseptisch, entzündungshemmend, fiebersenkend, herzregulierend, schmerzlindernd, tonisch, verdauungsregulierend, wundheilend, zirkulationsfördernd.

Volksmedizin, Volksglaube und Volksaberglaube

Anwendung: Innerlich und äußerlich.

Die Arnika ist eine der bekanntesten angewandten Heilpflanzen.

Der Arnikatee ist sehr gut für das Herz, den Blutkreislauf, bei Venenerkrankungen und bei Erschöpfung: 1 bis 2 Teelöffel Arnikablüten mit 1/4 Liter kochendem Wasser übergießen und nach 10 Minuten abseihen.
Höhere Dosen können jedoch zu Vergiftungen führen.

Die Arnikatinktur ist sehr bekannt als Heilmittel bei Quetschungen, Prellungen, Verstauchungen, Muskelzerrungen, Beulen, Blutergüssen, bei Knochenschmerzen, Schwellungen und Verbrennungen (auch Sonnenbrand), nach einem Sturz oder anderen Unfällen. Sie

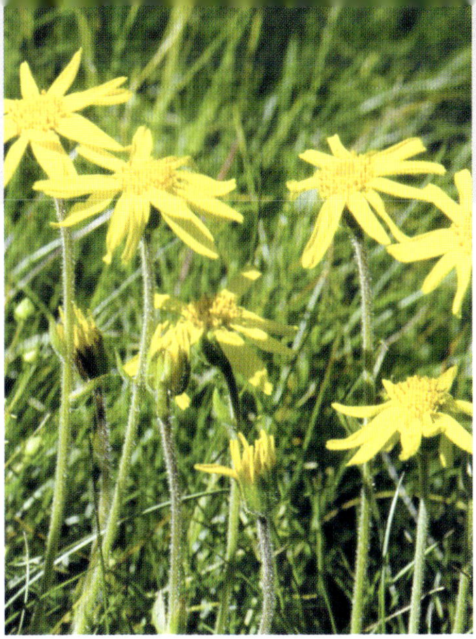

dient zur Beschleunigung der Wundheilung. Auch bei rheumatischen Beschwerden, Muskelkater und Muskelkrämpfen, Rückenschmerzen in der Lendengegend und Hexenschuss wird die Tinktur angewandt. Bei Insektenstichen nimmt sie die Schwellung und den Schmerz.

So bereitet man Arnikatinktur zu:
Man gibt Arnikablüten in eine breithalsige Flasche, übergießt sie mit Branntwein oder 90%igem Alkohol und lässt das Ganze einige Tage lang in der Sonne ziehen.
Danach seiht man die Tinktur in kleinere Flaschen ab.
Wenn man 90%igen Alkohol verwendet, muss man der Tinktur Wasser zufügen.
Die Tinktur direkt in die Haut einreiben oder Umschläge machen.
Andere Zubereitung:
Arnikablüten in Schnaps geben und die Flasche drei Monate mit dem Kopf nach unten in der Sonne stehen lassen. Zwischendurch schütteln.

Bei Entzündungen von Zahnfleisch, Mundhöhle und Rachen und bei Heiserkeit kann man einige Tropfen der Tinktur in warmes Wasser geben und damit gurgeln.

Wenige Tropfen in Wasser aufgelöst oder auf einem Würfelzucker geträufelt eingenommen helfen bei der Verdauung und bei Erkältungs- bzw. Grippesymptomen (Fieber, Kälteschauer, Übelkeit).

Eine Frau erklärte mir, dass man Arnika nicht mit Schnaps ansetzt, sondern dass man nur die Flüssigkeit benutzt, die von der Pflanze selbst stammt. Man gibt so viele Blüten wie möglich in eine Flasche. Diese lässt man dann mit einem Tuch abgedeckt in der Sonne stehen. So kommt das Wasser heraus, das in den Blüten enthalten ist, es sind aber nur einige Tropfen. Diese nimmt man zum Einreiben bei den oben genannten Beschwerden.

Als Salbe wird Arnika bei Schnittwunden und Hautabschürfungen verwendet.
Manchmal werden bei der Herstellung dieser Salbe auch Ringelblumenblüten benutzt.

Die Heilkräfte der Arnikawurzel sind noch stärker als die der Blüte, da die Wurzel mehr ätherisches Öl enthält.

ACHTUNG!

Bei innerlicher Anwendung muss dieses Mittel vom Arzt vorgeschrieben werden, da genauestens auf die Dosierung zu achten ist. In zu großen Mengen ist Arnika giftig!
Auch äußerlich angewendet, soll man mit der Dosierung nicht übertreiben.
Wenn man diese Tinktur über einen längeren Zeitraum verwendet, sollte man die Haut mit gutem Olivenöl einreiben, damit es nicht zu Reizungen und Ausschlägen kommt. Bei Kindern und Personen mit empfindlicher Haut ist besonders aufzupassen. Eventuell die Salbe benutzen. Sie ist weniger stark.

Die Blätter der Arnika finden als Schnupfpulver Verwendung.
Arnika erregt Niesreiz.

Arnika darf in keinem Weihbuschen zu Mariä Himmelfahrt fehlen (siehe *Johanniskraut, Echtes*).

Interessantes:

Arnika kann man oft in Gärten und auf Feldrändern sehen. Das hat wohl einen guten Grund, denn die in den verblühten Pflanzen befindlichen Puppen der Arnikafliege (Trypeta arnicae) schützen das Getreidefeld und den Garten vor Pilzbrand, Mutterkorn und Ungeziefer.

Berberitze Sauerdorn, Gemeiner

Berberis vulgaris L.

Grödner-Ladinische Pflanzennamen:

spinacian
vin

Familie:

Sauerdorngewächse (Berberidaceae)

Deutsche Volksnamen:

Berberitze, Essigdorn, Sauerdorn

Aussehen:

Dieser Strauch wird 1 bis 3 m hoch. Die jungen Zweige sind rutenförmig und von rötlicher Farbe. Später verholzen sie und bekommen eine graue Rinde.
Die Blätter sind verkehrt eiförmig, am Rand dornig gewimpert und kommen in Büscheln an Kurztrieben vor, die in der Achsel eines meist 3-teiligen Dornes stehen.
Die Blüten sind gelb und kommen in hängenden Trauben vor, die länger als die Blätter sind.
Die Beeren sind knallrot, länglich (walzig), etwa 5 mm lang und enthalten 2 bis 3 Samen.
Der Geruch dieser Pflanze ist schwach.
Die reifen Beeren haben einen angenehm säuerlichen Geschmack. Die Rinde schmeckt stark bitter.

Vorkommen:

In Mitteleuropa, im nördlichen Mittelmeergebiet und in Kleinasien.
An Waldrändern, Zäunen und Hecken, in Gebüschen.
Die Berberitze liebt trockene, sonnige und kalkreiche Böden.
Bis etwa 2600 m.

Verwechslungen:

Die Früchte der Berberitze könnten mit den Fürchten der Heckenrose (Rosa canina L.) verwechselt werden, da sie auch leuchtend rot sind. Doch sind die roten eiförmig bis kugeligen Früchte (Hagebutten) der Heckenrose viel größer und sind in ihrem Innern mit Borstenhaaren versehen, die man als Juckpulver kennt (siehe *Heckenrose, Gemeine; Hundsrose; Hagebutte*). Ansonsten sehen sich die zwei Pflanzen nicht ähnlich.

Blütezeit:	Erntezeit:
Mai bis Juni	Rinde: ganzjährig Beeren: November, nachdem sie einmal durch den Reif aufgeweicht wurden.

Heilkräftige Pflanzenteile:

Die frische Rinde der Äste und die Beeren.

Wirkstoffe:

Alkaloide, Fruchtsäuren, Gerbstoffe, Mineralstoffe, Spurenelemente, viel Vitamin C.

Medizinische Eigenschaften:

Antiseptisch, appetitanregend, entzündungshemmend, wundheilend.

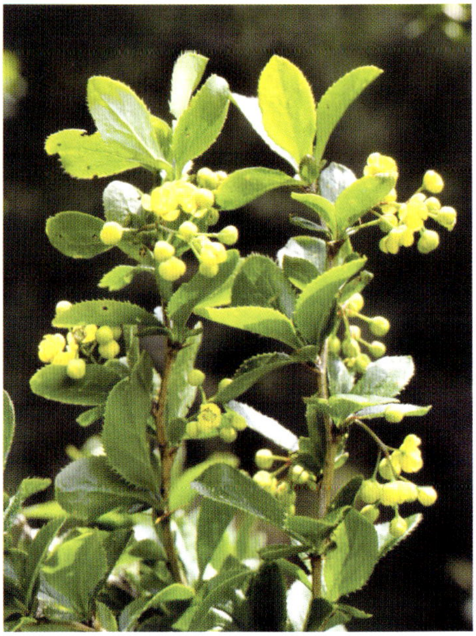

Volksmedizin, Volksglaube und Volksaberglaube

Anwendung: Innerlich.

Gegen Mundfäule, Zahnfleischentzündungen, gerötete Zunge und sonstige Probleme im Mundraum empfahlen mir die befragten Personen Folgendes:

Man nimmt die Äste und kratzt die äußere, graue Schicht ab. Dann kommt eine gelbe Schicht, die man ebenfalls mit einem Messer herunterkratzt. Die Rindenstückchen werden getrocknet und für den Winter aufbewahrt. Bei Bedarf bereitet man daraus einen Tee, mit dem man den Mund ausspült.

Die Beeren schmecken säuerlich-herb, sind sehr gesund, da sie viel Vitamin C enthalten, und wirken appetitanregend. Sie werden roh oder als Marmelade gegessen.

ACHTUNG!

In vielen Büchern wird angegeben, dass die Pflanze mit Ausnahme der Beeren giftig ist.

Interessantes:

Aus dieser Pflanze kann auch ein Farbstoff zum Färben von Leder und Wolle gewonnen werden.

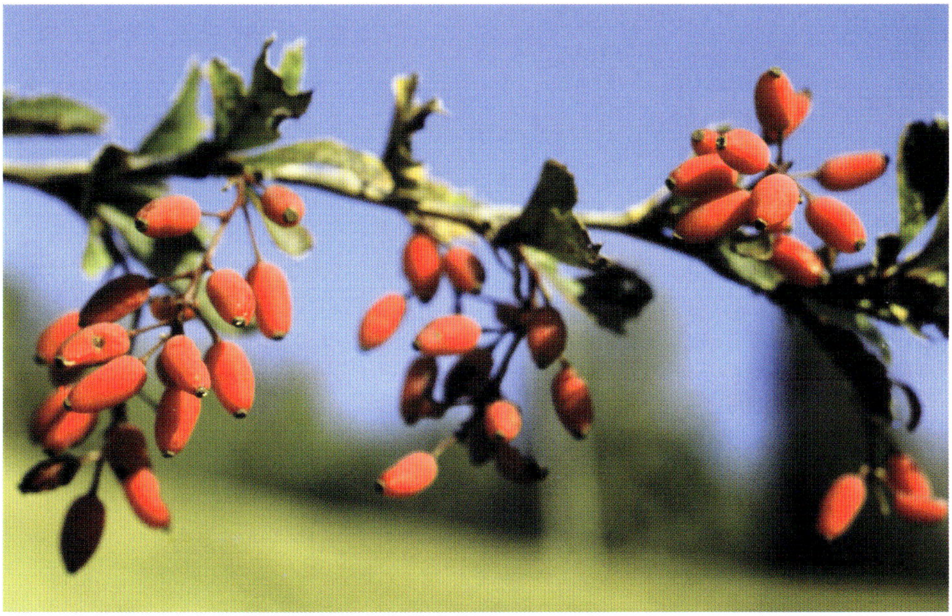

Birke Hängebirke

Betula pendula Roth

Grödner-Ladinischer Pflanzenname:
bedoi

Familie:
Birkengewächse (Betulaceae)

Deutsche Volksnamen:
Birke, Hängebirke, Sandbirke, Warzenbirke, Weißbirke

Aussehen:
Die Birke ist ein 20 bis 30 Meter hoher Baum mit schlankem Stamm und überhängenden Zweigen.
Die junge Rinde ist goldbraun und glatt. Später wird sie weiß und seidig.
Die Blätter sind hellgrün, dreieckig oder rautenförmig, an der Spitze sind sie doppelt gezähnt.
Die männlichen Kätzchen sind gelborange und lang, die weiblichen sind gestielt, kurz, mit rötlichen Narben.
Die Nüsschen sind klein und geflügelt.
Der Geruch der Blätter ist angenehm.
Sie schmecken leicht aromatisch.

Vorkommen:
In Europa, im Süden nur in den Gebirgen, und in Nordasien.
In lichten Wäldern und Mooren, auf Heiden und Sandböden, an trockenen Stellen, auf Geröllfeldern, an felsigen Hängen.
Birken stellen an Boden und Klima die geringsten Anforderungen. Sie sind auch gegen Frost und Dürre weitgehend unempfindlich.
Bis etwa 2000 m.

Verwechslungen:
Verwechslungen sind mit der Moorbirke (Betula pubescens Ehrh.) möglich, deren Zweige jedoch abstehend oder aufrecht und besonders die jungen Zweige behaart sind. Die Blätter sind eiförmig, kurz zugespitzt, haben meist einen herzförmigen bis abgerundeten Grund. Die Hängebirke ist größer als die Moorbirke und hat auch größere Blätter. Die Hängebirke bevorzugt trockene Standorte, die Moorbirke hingegen wächst in feuchten Wäldern und Mooren. Im Heilwert sind aber beide Arten völlig gleich.

Beide Arten, die Hängebirke und die Moorbirke, wurden früher als *Betula alba L.* zusammengefasst.

Blütezeit:	Erntezeit:
März/April	Blätter: Mai bis Mitte Juli Saft: Mitte Mai Rinde: Mai bis Juni

Heilkräftige Pflanzenteile:
Die Blätter, der Saft und die Rinde.
Sowohl die Blätter als auch die Kätzchen können für den Winter aufbewahrt werden, indem man sie im Schatten trocknet.

Wirkstoffe:
Blätter: Ätherisches Öl, Bitterstoffe, Gerbstoffe, Glykoside, Harz, Mineralstoffe, Saponine, Säuren, Vitamin C.
Birkensaft/Birkenwasser: Desinfizierende Stoffe, Eiweißstoffe, Invertzucker, organische Säuren, pflanzliche Wuchsstoffe, Salze.
Rinde: Ätherisches Öl, Betulin (Birkenkampfer), Birkenrindeöl, Bitterstoffe, Gerbstoffe, Harze, organische Säuren.

Medizinische Eigenschaften:
Antiseptisch, blutbildend, blutreinigend, gallensekretionsfördernd, harntreibend, hautstärkend, hustenbekämpfend, schmerzlindernd, gegen Steinbildung, stimulierend.

Volksmedizin, Volksglaube und Volksaberglaube

Anwendung: Innerlich und äußerlich.

Vor allem die jungen Blätter im Frühling enthalten viel Vitamin C. Sie werden als Tee zubereitet, der bei vielen Beschwerden verwendet werden kann. Er ist vor allem bei Wassersucht zu empfehlen. Der Birkenblättertee hilft als mildes, harntreibendes, die Niere schonendes Mittel bei Nierenleiden, Nieren- und Blasensteinen, bei einer schlecht funktionierenden Leber. Auch bei rheumatischen Beschwerden wird er verwendet.

Bei Blasenkatarrh kann man die Tee-Kur mit Birkenblättervoll- und -teilbädern ergänzen. Auch bei Hauterkrankungen kann man damit gute Erfolge erzielen.
Birkenblättertee ist vor allem für Männer gesund.

Zubereitung:
Als Aufguss zubereiten. Über die Blätter lauwarmes Wasser gießen und das Ganze zwanzig Minuten ziehen lassen. Ungesüßt und schluckweise trinken.
Die Blätter dürfen nicht gekocht werden!
Es ist anzuraten, den Tee nicht jeden Tag einzunehmen, sondern zuweilen eine mehrtägige Kur zu machen.

Birkenwasser/Birkensaft:
Mitte Mai ist die richtige Zeit, um der Birke ihren Saft zu entnehmen. Man soll darauf achten, von den größeren Bäumen den Saft zu nehmen. Etwa 30 cm über dem Boden bohrt man ein 3 cm großes Loch in den Baumstamm. Man gibt eine kleine hölzerne Rinne bzw. Rinde in das Loch und hält ein Glas oder eine Flasche darunter, aber keine Behälter aus Blech oder Aluminium. Es können auch mehrere Liter Wasser herauskommen.
Danach schließt man das Loch wieder gut, damit der Baum keinen Schaden davonträgt.
Dieser Saft ist die beste Medizin bei Nieren- und Lebererkrankungen, bei Gelbsucht, Rheuma, Magenbeschwerden und Akne; er wird denen empfohlen, die wenig oder schlechtes Blut haben.
Bei Haarausfall den Kopf mit Birkenwasser einreiben. Es hilft auch bei Krätze und hat eine desinfizierende Wirkung bei Mundfäule (Spülungen).
Es ist vor allem als haarwuchsförderndes und haarkräftigendes Haarwasser bekannt und wirkt der Schuppenbildung entgegen.
Das Birkenwasser ist durststillend.

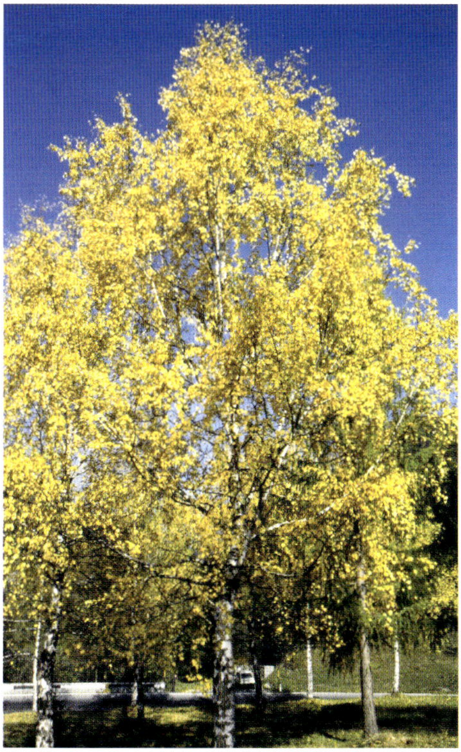

Zur Wundheilung kann man Birkenkätzchen-Tinktur verwenden:
Einige Kätzchen in ein Glas geben. Branntwein darüber geben und 10 Tage in der Sonne stehen lassen. Abseihen.
Wenn man die Tinktur mit Wasser verdünnt, kann man sie auch trinken. Sie wirkt blutreinigend.

Mit der Rinde wird Tee gemacht und ein Öl hergestellt, das sehr viel zur Hautreinigung benutzt und gegen Krätze eingesetzt wird.
Auch soll es gegen Sommersprossen wirken.

ACHTUNG!

Vor der Saftentnahme den Waldbesitzer oder Förster um Erlaubnis fragen.
Keine wertvollen Bäume mit geradem Wuchs aussuchen, sondern krumme Bäume, die früher oder später als Brennholz verwendet werden.

Interessantes:
Die Kinder wurden früher mit der Birkenrute gezüchtigt.

Enzian, Gelber

Gentiana lutea L.

Grödner-Ladinische Pflanzennamen:

ënzia
dënzia

Familie:

Enziangewächse (Gentianaceae)

Deutsche Volksnamen:

Bitterwurz, Enzian

Aussehen:

Diese Pflanze erreicht eine Höhe von 50 bis 150 cm.
Die Wurzel ist ausdauernd und kann bis zu 50 Jahre alt werden. Sie wird sehr lang (pfahlförmig), dick und astig, ist außen braun bis dunkelgrau und innen gelb.
Der Stängel ist blaugrün, aufrecht, einfach und hohl.
Die Blätter sind grün, gegenständig, groß, elliptisch, mit 5 bis 7 bogenförmigen Rippen.
Die Blüten sind leuchtend gelb, fast bis auf den Grund fünfspaltig und ausgebreitet, in Quirlen angeordnet, gegen den Gipfel der Pflanze zu 3 bis 10 Stück in den Blattachseln gelegen.
Der Geruch ist kräftig, scharf.
Der Geschmack ist sehr bitter.

Vorkommen:

In Mittel- und Südosteuropa, in den Alpen.
Auf Bergwiesen und Weiden, Magerrasen und kalkarmen Böden.
Bis 2500 m.

Verwechslungen:

Der Gelbe Enzian wird oft mit dem Punktierten Enzian (Gentiana punctata L.) verwechselt. Die Verwechslung hat aber keine schlimmen Folgen, da beide Pflanzen für dieselben Beschwerden eingesetzt werden können. Die Heilwirkung des Punktierten Enzians ist jedoch schwächer.

Blütezeit:	Erntezeit:
Juli und August	Wurzeln: Frühjahr oder Herbst

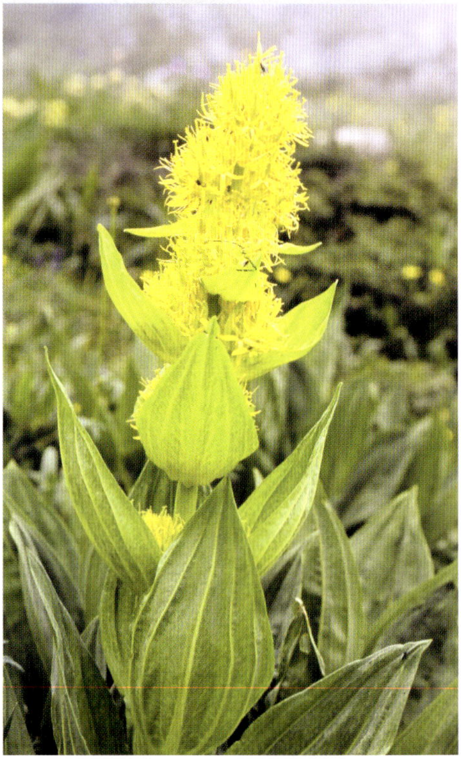

Heilkräftige Pflanzenteile:

Die Wurzel älterer Pflanzen.

Wirkstoffe:

Alkaloide, Bitterstoffe, Farbstoffe, Gerbstoffe, Pektin, Schleim, Vitamin C.

Medizinische Eigenschaften:

Appetitanregend, magenstärkend, verdauungsregulierend, windtreibend.

Volksmedizin, Volksglaube und Volksaberglaube

Anwendung: Innerlich.

Sehr bekannt im Dolomitengebiet ist der Enzianbranntwein. Dazu nimmt man Enzianwurzeln, gibt sie in eine Flasche und übergießt sie mit Branntwein.
Er hilft bei Verdauungsstörungen, Magenschwäche und Blähungen.

Der Enzianwurzeltee ist zum Füßewaschen gegen Hühneraugen zu empfehlen.

Interessantes:

Diese Enzian-Art zählt zu den ältesten Heilpflanzen in der Geschichte der Volksmedizin.

Frauenmantel, Gemeiner/Gewöhnlicher

Alchemilla vulgaris L.

Grödner-Ladinische Pflanzennamen:
mantel dla Madona
ierba da ruscel

Familie:
Rosengewächse (Rosaceae)

Deutsche Volksnamen:
Alchemistenkraut, Frauenmantel, Marienmantel, Taumantel

Aussehen:
Der Frauenmantel ist eine 10 bis 20 cm kleine, unscheinbare ausdauernde Pflanze.
Der Stängel ist hellgrün, oft etwas rötlich überlaufen und schlank.
Die Blätter sind nahezu kreisförmig mit 7 bis 10 gezähnten Lappen, faltig. Es kommen auch Nebenblätter vor. Die Blätter des Frauenmantels, der auf der Alm wächst, sind kleiner als jene der Pflanzen, die weiter unten im Tal wachsen.
Die winzigen Blüten sind gelbgrün. Sie kommen in lockeren, fast doldigen Rispen vor, nur mit Kelch-, aber keinen Blütenblättern.
Der Wurzelstock ist schwärzlich und kräftig.
Die Pflanze ist geruchlos.
Ihr Geschmack ist etwas säuerlich, herb.

Vorkommen:
Fast in ganz Europa und in Sibirien.
Auf feuchten Wiesen, Weiden, an Wald- und Bachrändern, in Gebüschen, lichten Wäldern.
Bis etwa 2600 m.

Verwechslungen:
Man unterscheidet heutzutage viele Frauenmantelarten, die vor allem in kühl-feuchteren Berggebieten Mitteleuropas zu Hause sind. Die Unterscheidung der Arten ist selbst für Botaniker schwierig. Doch wenn man sich einmal die Form der Blätter des Frauenmantels eingeprägt hat und die eigenartige Tröpfchenbildung kennt, sind Verwechslungen kaum möglich.

Heilkräftige Pflanzenteile:
Das ganze, blühende Kraut ohne Wurzel (frisch und getrocknet).

Blütezeit:	Erntezeit:
Mai bis September	Ganzes, blühendes Kraut: Mai bis September

Wirkstoffe:
Wenig ätherisches Öl, Bitterstoffe, Fettsubstanzen, Gerbstoffe, Harz, Kohlenhydrate, Lecithin, organische Säuren, pflanzliches Öl, ein Saponin.

Medizinische Eigenschaften:
Adstringierend, beruhigend, blutreinigend, blutstillend, durchfallhemmend, entzündungshemmend, harntreibend, magenstärkend, menstruationsregulierend, milchtreibend, schlaffördernd, verdauungsregulierend, windtreibend, wundheilend.

Volksmedizin, Volksglaube und Volksaberglaube

Anwendung: Innerlich und äußerlich.

Schon vom Namen her kann man schließen, dass der Frauenmantel ein vorzügliches Heilkraut bei allen Arten von Frauenbeschwerden, wie z. B. Weißfluss und Unterleibsbeschwerden ist.
Seine stärkenden Eigenschaften wirken sich auf den gesamten Körperzustand aus.

Auch für schwangere Frauen ist der Tee zu empfehlen. Sie werden ein gesundes Kind zur Welt bringen und weniger Schwierigkeiten bei und nach der Geburt haben. So z. B. als Vorbeugemittel gegen Gebärmutterentzündungen.

Der Frauenmanteltee ist bei Beschwerden der Wechseljahre, bei zu starker und schmerzender Monatsblutung und bei Hautunreinheiten junger Mädchen zu empfehlen. Doch bei zu schwacher Regelblutung oder bei Regelstockung ist der Frauenmanteltee unbedingt abzuraten, da die Droge eine eher hemmende Wirkung hat.

Der Tee stärkt nicht nur die Augen, wenn man einen damit getränkten Wattebausch darauf

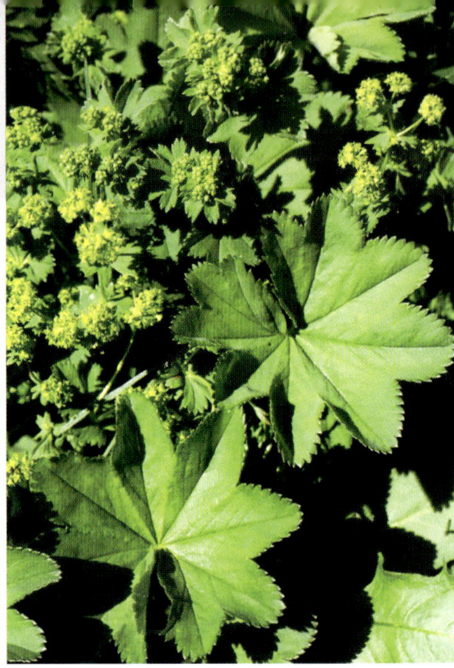

legt, sondern man kann damit auch entzündete Augen, eiternde Wunden und nässende Ekzeme auswaschen.

Als entzündungshemmendes Mittel wird es zum Gurgeln bei Halsschmerzen und als wundheilendes und zusammenziehendes Spülmittel nach dem Zahnziehen benutzt.

Der Frauenmanteltee ist ein wohlschmeckender Tee, den man immer trinken kann. Mit der Zugabe von Zitrone schmeckt er noch besser. Wenn man ihn vor dem Schlafengehen trinkt, bewirkt er einen guten Schlaf.

Diese Pflanze ist in Form von Bädern oder auch als Tee eingenommen ein Stärkungsmittel für die Muskulatur bei Kleinkindern.
Nicht zuletzt ist der Tee bei Blähungen, Magen- und Darmbeschwerden sowie gegen Durchfall zu empfehlen.

Zubereitung:
1 Teelöffel Droge mit ¼ Liter kaltem Wasser übergießen, zum Sieden bringen, einige Minuten kochen und 10 bis 15 Minuten ziehen lassen. 1 bis 3 Tassen täglich schluckweise trinken. Die Pflanze kann frisch oder getrocknet verwendet werden.
Für Sitzbäder bei Unterleibsbeschwerden nimmt man 2 Hand voll getrocknetes Kraut auf 1 Liter Wasser.

Es kommt einem wirklich wie ein Wunder vor, wenn man sieht, wie schnell Schnitte oder Wunden verheilen, auf welche man frische Frauenmantelblätter auflegt. Sie wirken auch blutstillend. Als blutstillendes Mittel ist der Frauenmantel auch bei inneren Verletzungen, vor allem bei inneren Verletzungen bei der Geburt zu empfehlen.
Bei schlecht heilenden Wunden helfen auch Umschläge mit Frauenmantelaufguss. Mit diesem kann man auch Hand- und Fußbäder zur beschleunigten Wundheilung nehmen.

Auch in der Veterinärmedizin wird der Frauenmantel gegen Durchfall angewandt.

Weibliche Haustiere kommen, wenn sie Frauenmanteltee eingeflößt bekommen, nach dem Werfen schneller wieder zu Kräften und können ihre Jungen besser mit Milch versorgen.
Wegen seiner gesundheitsfördernden Wirkung gilt der Frauenmantel als gutes Futterkraut.

Eigenart der Pflanze:

Die ersten Sonnenstrahlen, die am Morgen auf die Blätter fallen, lassen diese wie diamantenbesetzt leuchten. Doch sind es nicht Tautropfen (woher auch der Name ‚Taumantel' kommt), die das Licht reflektieren, sondern es sind Wassertröpfchen, die an den Zähnen der Blattränder während der Nacht ausgeschieden werden und die dann in den Schoß der gefalteten Blätter zurücklaufen.
Sowohl im Grödner-Ladinischen wie auch im Deutschen wurde die Namengebung dieser Pflanze von dieser ihrer Eigenart, vom Äußeren inspiriert:
ierba da ruscel (*ruscel* = Tau) – Taumantel
mantiei dla Madona (*mantél* = Mantel) – Marienmantel (weil die Form der Blätter dem großen Mantel ähneln, wie ihn auf vielen Heiligenbildern die Muttergottes trägt; sie erinnern an die von Frauen zu früheren Zeiten viel getragenen Mäntel).

Interessantes:

Obwohl der Frauenmantel ein äußerst beliebtes Heilkraut der Volksheilkunde ist, wurde er in Bezug auf seine Heil- und Wirkstoffe von der Schulmedizin noch wenig untersucht.

Hasel Haselstrauch

Corylus avellana L.

Grödner-Ladinischer Pflanzenname:
linciola, siena de linciola (da corn)
[*siena* = Strauch]

Familie:
Birkengewächse (Betulaceae)

Deutsche Volksnamen:
Haselnuss, Haselnussstaude, Haselnussstrauch, Haselstrauch

Aussehen:
Die Haselnuss ist ein bis 5 m hoher Strauch mit zahlreichen Stämmchen aus gemeinsamer Basis. Sie ist eine windblütige, einhäusige und getrenntgeschlechtliche Holzpflanze.
Die jungen Zweige sind grau, rotbraun und borstig. Die älteren sind kahl, rötlichgrau und braunwarzig.
Die Blätter sind wechselständig, kurz gestielt, rundlich bis herzförmig, zugespitzt und grob doppelt gesägt. Junge Blätter sind weich behaart.
Die männlichen Kätzchen sind gelb und baumelnd, die weiblichen Blüten sind knospenartig und mit roten, pinselförmig vorragenden Narben versehen.
Die Frucht ist eine hartschalige Nuss, die in einem Becher aus zerschlitzten Hochblättern eingeschlossen ist. Jede einzelne Nuss ist von einer Fruchthülle umgeben. Sie ist eine Schließfrucht und streng botanisch gesehen die einzige echte Nuss. Die Früchte wachsen einzeln oder bis zu sechs Stück in Büscheln am Strauch.

Vorkommen:
In Europa und russisch Asien, außer in den nördlichsten Gebieten.
Auf feuchten bis trockenen, steinigen bis humusreichen Böden in Wäldern, Wiesen und Weiden, entlang von Gewässern, Waldrändern und Wegen, auf steilen Halden, in Hecken und Gebüschen.
Bis 1800 m.

Die Hasel wächst auch in Gröden, doch reifen die Nüsse nur im unteren Grödnertal ganz aus.

Verwechslungen:
In Gröden kommt eigentlich nur diese eine, hier beschriebene Art (Corylus avellana L.) vor. Deshalb sind Verwechslungen mit anderen Arten ausgeschlossen.

Blütezeit:	Erntezeit:
April	Früchte (Haselnüsse): September und Oktober Blätter: April bis Juni Rinde: Mai

Heilkräftige Pflanzenteile:
Die Nüsse, die Blätter und die Rinde junger Zweige.
Die getrockneten Blätter und die Rinde der Haselnuss an einem dunklen Ort und trocken aufbewahren, da unter Lichteinfluss die Wirkstoffe sehr schnell verloren gehen.

Wirkstoffe:
Blätter und Rinde: das ätherische Öl Betulin und Gerbstoffe.
Nüsse: ungesättigte Fettsäuren; Mineralstoffe: Calcium, Eisen, Fluor, Kalium, Magnesium, Natrium und Phosphor; Spurenelemente: Chrom, Jod, Kupfer, Mangan, Selen, Zink; Vitamine: Vitamin A, B, B1, B2, B6, C, E, Niacin.

Medizinische Eigenschaften:
Adstringierend, fiebersenkend, gefäßverengend, herzregulierend, zirkulationsfördernd.

Volksmedizin, Volksglaube und Volksaberglaube

Anwendung: Innerlich und äußerlich.

Die Blätter und die Rinde des Haselnussbaumes enthalten das ätherische Öl Betulin, das in erster Linie gegen Venenleiden wirkt, da es Gefäße und Bindegewebe stärkt. Diese werden zusammengezogen und verengt.

Haselnussblättertee:
1 bis 2 Teelöffel getrocknete und zerkleinerte Haselnussblätter mit kochendem Wasser

übergießen und 5 bis 7 Minuten zugedeckt ziehen lassen. Danach abgießen. Lauwarm 2 bis 3 Tassen pro Tag ungesüßt trinken. Diese Kur sollte nicht länger als 3 Wochen dauern.

Die Wirkung der inneren Anwendung wird durch die äußere verstärkt:
Umschläge:
Eine Hand voll frischer oder getrockneter Blätter, oder eine Hand voll klein gehackter junger Rinde, oder Rinde und Blätter 50:50 gemischt in 2 Liter Wasser aufkochen und abgießen. Ein Leinentuch in das lauwarme Wasser eintauchen, leicht auswringen und um die Beine legen. Darüber ein trockenes Frotteetuch geben.

Gegen Fieber wirkt ein Haselabsud mit der Rinde:
25 g Rinde in 1 Liter Wasser 10 Minuten kochen und dann 10 Minuten ziehen lassen.

Haselnüsse sind reich an ungesättigten Fettsäuren, die Herz und Kreislauf stark machen und uns vor frühzeitiger Arteriosklerose schützen.
Sie sind sehr reich an Calcium, enthalten Kohlenhydrate, Ballaststoffe und Eiweiß. Auf Grund ihres hohen Fettanteils und ihres geringen Wassergehalts sind sie sehr kalorienreich.

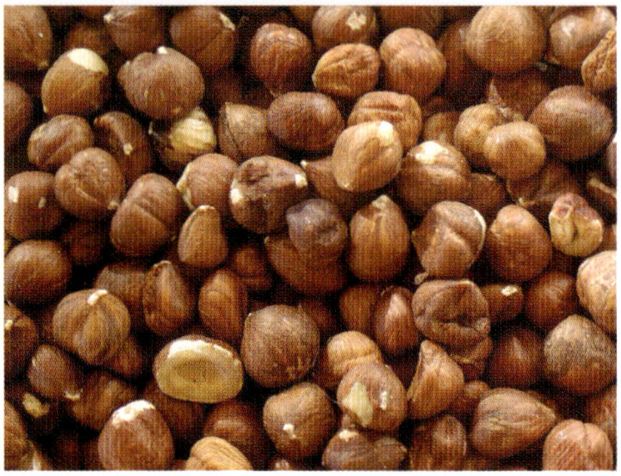

Haselnüsse sind gesünder als Mandeln. Sie sind sehr nahrhaft und kräftigend, trotzdem verdaut man sie besser als Walnüsse.
Die Nüsse eignen sich sehr gut für diverse Speisen und Backwaren, auch zur Herstellung von Nusslikör bilden sie eine hervorragende Grundlage.

In der Küche:

Gebäck
Zutaten:
500 g Mehl, 150 g Butter, 100 g Haselnüsse, 100 g Zucker, 30 g Hefe, 2 Joghurt, 1 Ei, eine Prise Salz
Zubereitung:
Mit diesen Zutaten einen Teig herstellen. Diesen dann eine halbe Stunde ziehen lassen, danach in den Backofen geben und eine Stunde lang bei 200 Grad backen.

Haselnusskerne kann man gehackt oder gemahlen, ungeschält oder geschält kaufen. Sie

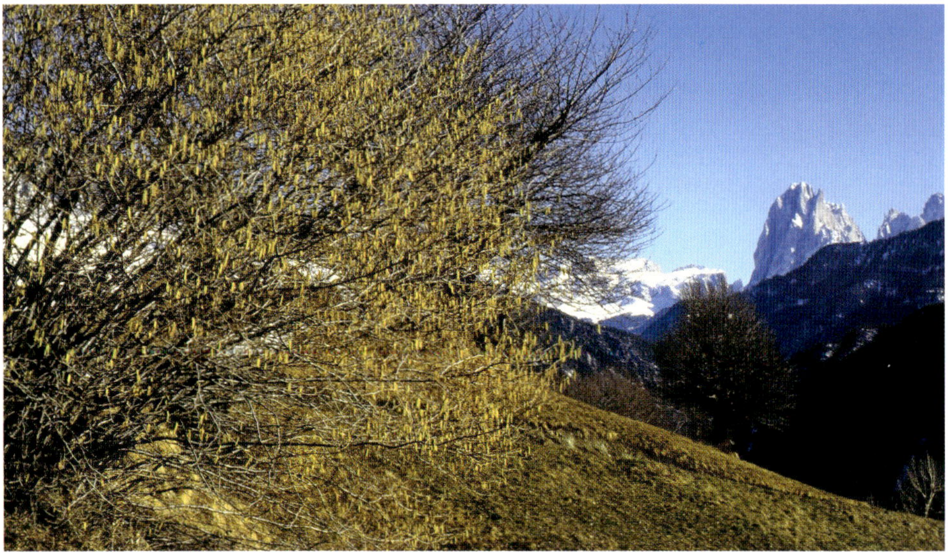

werden in Müsli, Gemüse und Salaten, Gebäck, Eis, Brotaufstrich oder einfach zum Knabbern verwendet.

Übrigens, auch die ganz jungen Haselnussblätter sind eine köstliche Beigabe für Salate und Suppen.

Wenn man unterirdische Strahlungen sucht, kann man nichts Besseres als eine Haselrute dazu benutzen.
Schon seit Tausenden von Jahren werden die biegsamen Äste des Haselnussstrauches als Wünschelruten verwendet. Das Haselholz soll ein ausgezeichneter Leiter für Energieströme sein und schwingt deshalb über den gesuchten Kraftfeldern.

Aus Haselzweigen fertigt man auch die Wünschelrute, mit deren Hilfe man nach Wasseradern sucht.

Bei Gewittern flüchteten unsere Vorfahren schnell unter einen Haselnussstrauch, weil die Blitze von diesem fernbleiben.

Man erzählte mir, dass eine Haselnussrute, auf der Haus- oder Stalltüre oder auf dem Balkon befestigt, vor dem Blitz schützen soll.
Damit diese Rute aber wirksam ist, muss man sie am 2. Juli (Mariä Heimsuchung) vor Sonnenaufgang abschneiden. Sie ist ein Jahr lang wirksam, dann muss man sie mit einer neuen ersetzen.

Zudem meinten die befragten Personen, dass man diese Rute in der Kirche an Mariä Heimsuchung weihen lässt und dass die Hasel der Muttergottes mit dem Jesuskind auf der Flucht nach Ägypten bei einem heftigen Gewitter als Unterschlupf gedient hatte.

Man erzählte mir außerdem, dass der Haselnussstrauch auch *siena dla Madona* genannt wird.
Am 2. Juli, am Tag der *Madona de Bula* (*Bula* ist ein Dorf in Gröden, deutsch: *Pufels*), hat es 7 Jahre lang hintereinander immer schwere Gewitter gegeben. Deshalb entschloss man sich, an diesem Tag in der Kirche die Evangelien zu predigen und vor dem Sonnenaufgang eine Haselnussrute abzuschneiden. Diese befestigte man dann über der Haustür, damit sie den Blitz vom Haus fernhalten sollte.

Früher hatte man kein Barometer. Deshalb benutzte man zur Wettervorhersage eine Haselnussrute: War sie nach unten gebogen, gab es schlechtes Wetter, war sie nach oben gebogen, gab es schönes Wetter.
Auch heute noch wird die Haselnussrute als Barometer benutzt. Ich habe sie bei meinen Interviews an einigen Häusern gesehen.
Eine der Befragten erzählte mir, dass bis vor wenigen Jahren noch an der Talstation der Seiser-Alm-Bahn eine solche Haselnussrute befestigt war, die als Barometer diente.

Interessantes:

Die Haselnuss stammt ursprünglich aus der Türkei. Dort hat sie auch heute noch große Bedeutung als Exportware. Von dort aus verbreitete sie sich über Griechenland, Italien und über die ganze Welt. Die Haselnuss taucht bereits 2838 v. Chr. in alten chinesischen Aufzeichnungen auf.

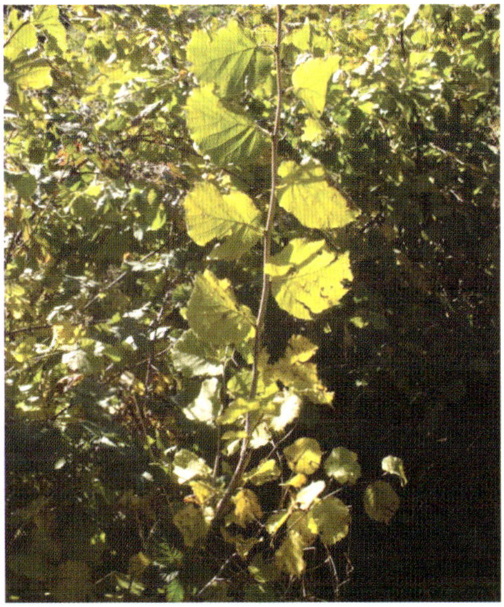

Huflattich

Tussilago farfara L.

Grödner-Ladinische Pflanzennamen:
lavac
pleces de liever

Familie:
Korbblütler (Compositae)

Deutsche Volksnamen:
Brustlattich, Eselshuf, Märzblume

Aussehen:
Der Huflattich ist eine ausdauernde Pflanze, die 8 bis 30 cm hoch wird.
Die Blätter erscheinen nach den Blütentrieben. Sie sind grundständig, gestielt, flach gebuchtet, im Umriss vieleckig und entfernt gezähnt. Die Oberseite ist grün, die Unterseite weißfilzig.
Die Blütenschäfte sind aufrecht, spinnwebig-wollig, mit roten bis grünen Schuppenblättern. Die Blütenköpfe sind goldgelb, einzeln, innen mit röhrenförmigen Blüten. Die zahlreichen Randblüten sind zungenförmig.
Die Frucht ist mit seidig schimmernden Haaren versehen.
Die Blätter haben einen schwachen Geruch, die Blüten riechen leicht honigartig.
Der Geschmack der Blätter und der Blüten ist etwas bitter.

Vorkommen:
Fast in ganz Europa, in Nordasien und Nordafrika.
Auf feuchten, lehmig-tonigen Böden, auf Steinhängen und Schuttplätzen, an Weg- und Straßenrändern.
Der Huflattich ist eine äußerst widerstandsfähige, als Unkraut kaum auszurottende Pflanze.
Bis 2600 m.

Verwechslungen:
Verwechslungen mit anderen Pflanzen sind kaum möglich.

Blütezeit:	Erntezeit:
April bis Mai	Blütenköpfe: April bis Mai Blätter: Mai bis August

Heilkräftige Pflanzenteile:
Die noch nicht voll entfalteten Blütenköpfe (rasch trocknen).
Die Blätter von Pflanzen, die auf sonnigen Standorten wachsen (nach dem Trocknen soll man sie vor dem Weglegen für den Winter noch einmal kurz in die Sonne geben).

Wirkstoffe:
Ätherisches Öl, Bitterstoffe, Flavonoide, Gallussäure, Gerbstoffe, ein bitteres Glykosid, Inulin, Calcium, Kalium, Magnesium, Natrium, Schleimstoffe.
Die jungen Blätter enthalten auch Vitamin C.

Medizinische Eigenschaften:
Auswurffördernd, entzündungshemmend, erweichend, hustenbekämpfend, schleimlösend, wundheilend.

Volksmedizin, Volksglaube und Volksaberglaube

Anwendung: Innerlich und äußerlich.

Diese Heilpflanze ist bei Husten und Lungenverschleimung, Heiserkeit und Katarrh zu empfehlen. Sie hilft auch bei Lungenentzündung.

Für den Tee können Blüten und Blätter vermischt werden:
1 Teelöffel Droge mit 1/2 Liter kochendem Wasser übergießen und 10 Minuten ziehen lassen. Eventuell mit Honig süßen.

Der Huflattich stärkt die körpereigenen Abwehrkräfte. Bei den ersten Anzeichen einer Erkältung ist die Einnahme des Tees zu empfehlen.

Huflattichblattaufguss ist als Badezusatz bei schlecht heilenden Wunden zu empfehlen.

Die frischen, zerquetschten Blätter werden mit der rauen Seite nach unten bei folgenden Beschwerden dick aufgelegt: Krampfadern, Blutergüssen, Insektenstichen, Quetschungen, Verstauchungen, Wunden, Geschwüren und Hühneraugen.
Die Umschläge sind etwa alle 6 Stunden zu erneuern.

Früher verwendete man Huflattichblätter als Tabak. Nach dem Pflücken schnitt man sie fein auf und trocknete sie.
Als Tabak geraucht hat der Huflattich auch eine schleimlösende Wirkung.

Mit Huflattich kann man einen sehr guten Honig machen.

Je höher der Standort des Huflattichs, desto stärker ist er.

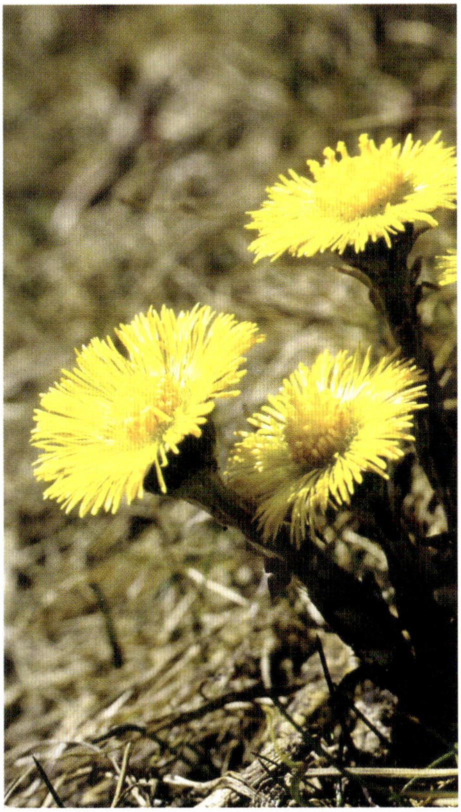

ACHTUNG!

Der Tee darf nicht zu stark zubereitet werden, und auch von einer längeren Anwendung (mehr als 3 bis 4 Wochen) ist abzuraten, da dies zu Leberschäden führen könnte.
Bei innerlicher Anwendung müssen die Zubereitungen filtriert werden, da die darin enthaltenen Haare der Haarkronen zu Reizungen des Rachens führen können.

Interessantes:

Der Huflattich ist eine der ersten Frühlingsblumen.

Johanniskraut, Echtes

Hypericum perforatum L.

Grödner-Ladinische Pflanzennamen:

ciof dla mana
ierba dla Madona

Familie:

Johanniskrautgewächse, Hartheugewächse (Hypericaceae)

Deutsche Volksnamen:

Blutkraut, Hartheu, Herrgottsblut, Hexenkraut, Jageteufel, Johanniskraut, Tüpfelheu, Walpurgiskraut

Aussehen:

Der Wurzelstock ist holzig und verästelt. Er treibt mehrere 30 bis 70 cm hohe stielrunde Stängel empor, die mit zwei herablaufenden Leisten versehen sind.
Die vielen kleinen, punktierten Blätter wirken, gegen das Licht gehalten, wie durchlöchert. Diese Pünktchen sind Drüsen, die mit ätherischem Öl gefüllt sind. Die Blätter sind gegenständig, länglich-oval und ganzrandig.
Die fünfstrahligen gelben Blüten stehen am Ende der Äste in Trugdolden. Zerdrückt man die Blüten zwischen den Fingern, tritt ein roter Saft aus, das so genannte Johannisblut.
Der Geruch der Blüten ist schwach balsamisch.
Der Geschmack ist herb, harzig, etwas zusammenziehend.

Vorkommen:

In Europa, Westasien, Nordafrika.
Auf Magerwiesen und Böschungen, an sonnigen Waldrändern, in lichten Wäldern und Gebüschen.
Bis 2000 m.

Verwechslungen:

Es gibt mehrere Johanniskrautarten, jedoch besitzt das Echte Johanniskraut drei außergewöhnliche Merkmale:
1. sein zweikantiger Stängel; 2. die punktierten Blätter; 3. die gelben Blüten verfärben sich blutrot, wenn man sie zwischen den Fingern zerreibt.

Blütezeit:

In Gröden ist die Hauptblütezeit im August. In niederer Lage blüht das Johanniskraut etwa von Johanni, das ist der 24. Juni, bis September. Die Hauptblütezeit ist jedoch im Juli.

Erntezeit:

Blüten, Samen, ganzes, blühendes Kraut: August bzw. Juli (je nach Meereshöhe) bis September.

Heilkräftige Pflanzenteile:

Die Blüten.
Das ganze, blühende Kraut.
Die Samen zur Reifezeit.

Wirkstoffe:

Ätherisches Öl, Bitterstoffe, Eiweiß, Flavonoide (Rutin, Querzitrin, Hyperosid), Gerbstoffe, Harze, Hypericin (auch Hypericumrot genannt), Pektin- und Myristinsäure, Phytosterin und Stearin.

Medizinische Eigenschaften:

Adstringierend, antiseptisch, beruhigend, durchfallhemmend, entzündungshemmend, harntreibend, krampflösend, magenstärkend, menstruationsregulierend, schlaffördernd, schleimlösend, schmerzlindernd, verdauungsregulierend, wundheilend, wurmtreibend.

Volksmedizin, Volksglaube und Volksaberglaube

Anwendung: Innerlich und äußerlich.

Das Johannisöl wird bei kleineren Verbrennungen, Geschwülsten und Hautgeschwüren, frischen, blutenden Wunden und allgemein bei Hautleiden angewandt.
Auch gegen Sonnenbrand wirkt es gut.

Zudem ist es auch ein hervorragendes Einreibemittel bei Gliederzittern und Rheumatismus, Hexenschuss, Quetschungen, Blutergüssen, Muskelverletzungen, Krämpfen und Verstauchungen. Bei Muskelverletzungen und Verstauchungen schlägt man vor dem Schlafengehen ein in Johannisöl getauchtes Tuch um die verletzte Körperstelle, wickelt dann noch ein zweites, wollenes Tuch darüber und lässt das Ganze während der Nacht einwirken. Der Schmerz wird schnell vergessen sein.

Bei nervös überreiztem Magen, Würmern und Lungenverschleimung kann das Öl auch innerlich angewandt werden. Zwei Mal täglich einen Teelöffel mit ein wenig Wasser vermischt einnehmen.

Bei Ohrenschmerzen ist Johannisöl das beste Mittel. Man kann es kalt oder lauwarm in die Ohren geben. Einfaches Öl ist für die Ohren Gift, da es Entzündungen hervorruft, das Johannisöl nicht.

Zubereitung:
Etwa zwei Hand voll Blüten, die noch nicht ganz offen sind, werden zerquetscht oder zerrieben und in eine Flasche gegeben. Darüber wird feinstes Olivenöl gegossen. Die Flasche wird gut verschlossen und sechs bis sieben Wochen in die Sonne gestellt. Der Flascheninhalt sollte öfters geschüttelt werden, er erhält eine leuchtendrote Farbe. Anschließend wird der Inhalt durchgeseiht und das Öl am besten in dunkle Flaschen gegossen und an einem frischen Ort aufbewahrt.
Man sollte das Johannisöl jedes Jahr frisch ansetzen, da es nach einem Jahr an Wirkung verliert.

Die Heilkraft des Johanniskrauts als Tee wirkt gegen Gallen-, Leber- und Nierenleiden, bei Magen- und Darmbeschwerden, Würmern, Blasenentzündungen, Weißfluss, Lungenverschleimung und bei einer unregelmäßigen Menstruation. Man kann den Tee auch zum Gurgeln bei Halsschmerzen benutzen.

Zubereitung:
Man setzt einen Viertelliter Wasser auf, wenn es kocht, gibt man einen gehäuften Teelöffel getrocknetes Johanniskraut hinzu. Anschließend nimmt man das Ganze vom Feuer und lässt es zugedeckt fünf Minuten lang ziehen. Man trinkt schluckweise eine Tasse nüchtern am Morgen und eine am Abend vor dem Schlafengehen.

Johanniskrauttinktur:
10 g getrocknetes Johanniskraut wird mit 50 ml 70%igem Alkohol übergossen und zehn Tage lang ausgezogen. Die Tinktur ist nach dem Abpressen gebrauchsfertig.
Johanniskrauttinktur wird bei Nervenleiden, Schlaflosigkeit und Depressionen angewandt.

Mit dieser Heilpflanze kann man auch Bettnässen heilen. Kein Wunder, denn Bettnässen hat sehr oft seelische Gründe.

Die Samen des Johanniskrauts wirken gegen Durchfall, als Tee stopfen sie (lauwarm eingenommen).

ACHTUNG!

Das rote Pigment des Johanniskrauts hat photosensibilisierende Eigenschaften. Das heißt, es macht lichtempfindlich und deshalb sollte man bei Verwendung des Johanniskrauts das pralle Sonnenlicht oder Höhensonne vermeiden.
Auch bei hellhäutigen Tieren, die Johanniskraut gefressen haben, treten unter Sonneneinwirkung scherwiegende Hautprobleme auf. Man hat in einigen Fällen sogar beobachten können, dass Tiere daran starben.
Doch genauere Untersuchungen in den letzten Jahren zeigten, dass beim Menschen erst bei der Einnahme von großen Mengen Hypericin in Zusammenhang mit dem Sonnenlicht Hautprobleme auftreten.

Das Johanniskraut spielte und spielt teilweise auch heute noch im Volksglauben und -brauchtum eine bedeutende Rolle.
In tiefer gelegenen Gebieten, in denen das Johanniskraut schon im Juni blüht, fanden die großen heidnischen Sommersonnwendfeste statt. Die Menschen schmückten die Altäre, Opfertiere und Götterbilder mit den gelben Blumen, dem Johanniskraut. Mit der Christia-

nisierung wurde der Tag der germanischen Urfeier vom 21. Juni auf den 24. Juni, den Gedenktag des hl. Johannes, verlegt.
In Gröden hingegen gilt der 15. August, Mariä Himmelfahrt, als großer Festtag. Es ist das älteste und größte Marienfest.
Am Vortag oder noch am selben Tag wird die *mana*, der ‚Weihbuschen', hergerichtet: Man pflückt verschiedene Kräuter und/oder Blumen (Wiesen-, Garten- und Bergblumen) und fertigt aus ihnen einen Strauß oder einen Kranz an oder ordnet sie schön in einem Korb aneinander. Der Strauß, Kranz oder Korb wird mit einem schönen Band und einer Masche geschmückt.
Die zwei grödner-ladinischen Bezeichnungen für diese Pflanze kommen also von diesem Brauchtum:
Ciof dla mana, was wörtlich übersetzt ‚Blume des Weihbuschens' heißt, und *Ierba dla Madona*, was wörtlich übersetzt ‚Muttergottesgras, oder ‚-kraut' heißt.

Es ist nicht eindeutig festzustellen, welche Pflanzen in die *mana* gehör(t)en. Die Zusammenstellung hängt nicht nur von Dorf zu Dorf ab, sondern auch von Familie zu Familie.
Nach einem Artikel mit dem Titel „La mana" im *Calënder de Gherdëina* des Jahres 1958 (S. 37) kommen vor allem folgende Pflanzen im Weihbuschen vor:
Pfefferminze, Wermut, Kamille, Arnika, Gemeiner Tüpfelfarn, Enzianwurzel, Rosmarin, Salbei, Malve, Sauerampfer, Wacholder, schwarzer Holunder, Schafgarbe, Sauerdorn, Brunnenkresse, Thymian, Majoran, Kümmel, Anis, Acker-Schachtelhalm, Baldrian, Wiesenschlüsselblume, Johanniskraut. Auch Schwarze Kohlröschen und andere Blumen und Kräuter werden der Ästhetik wegen dazugenommen. Auch das Tausendguldenkraut gehört dazu.
Auf meine Frage über den Inhalt des Weihbuschens bekam ich von Seiten der Befragten sehr unterschiedliche Antworten. Es folgt eine Liste der genannten Pflanzen:
Wermut, Pfefferminze, lange Gräser, Arnika, Ringelblumen, Brunnenkresse, Löwenzahn, Hagebutten, Johanniskraut, Roggen-, Kümmel- und Gersteähren, Kamillen, Holunder, Rauke, Johannisbeere, Brennnessel, Zwiebel, Sellerie, Margeriten, Kapuzinerkresse, Rosmarin, Salbei, Wacholder, Schafgarbe, Acker-Schachtelhalm, die Blüte der Kartoffeln, Zirbelkieferäste, Tollkirschen, Feuerlilien, Stein- und Gletschernelken, Eibisch, Liebstöckel, Thymian, Augentrost, Malve, Sauerampfer.

Mancher Weihbuschen besteht ausschließlich aus blühendem Johanniskraut (man erzählte mir, dass in St. Ulrich alle Johanniskraut zum Strauß gaben, im Gegensatz zu Wolkenstein). Einige Weihbuschen bestehen nur aus Blumen, andere nur aus Heilkräutern.

Manche erzählten mir, dass sie alles (Heilkräuter und Blumen) in den Weihbuschen geben, was in jener Jahreszeit auf den Wiesen im Tal und auf der Alm und um das Haus blüht bzw. wächst (früher wuchs um das Haus jedoch wenig, da dort gemäht wurde und das Heu den Tieren als Futter diente).

Nur ganz wenige Leute hatten damals Rosen, das war eine Seltenheit. Und diese gaben sie in den Weihbuschen. Das waren dann diejenigen, die einen außerordentlich schönen Weihbuschen hatten.

Durch die Interviews wurde mir klar, dass dieser Brauch früher von sehr vielen, wenn nicht von fast allen Familien im befragten Gebiet gepflegt wurde. Heutzutage sind es aber nur mehr sehr wenige, und die Sträuße sind bei weitem nicht mehr so üppig wie früher.

Der Weihbuschen wird am 15. August in die Kirche gebracht und geweiht (Kräuterweihe). Dann wird er nach Hause gebracht und:
• auf den Stubentisch gestellt oder
• in irgendeinem Raum aufgehängt oder
• vor das Muttergottesbild gelegt oder
• manchmal über der Stalltüre befestigt oder
• über der Haustüre aufgehängt
und soll das Haus, in dem er aufbewahrt wird, vor Blitzschlag, bösen Geistern und Mächten, vor dem Teufel und den Hexen schützen. Wenn er verdorrt ist, zerkleinert man einen Teil davon und gibt ihn auf das Heu, so dass das Vieh geweihtes Futter frisst, welches somit alle bösen Geister und Hexen, Seuchen und Krankheiten von ihnen fernhält.

Der andere Teil des Weihbuschens, der bis zum 15. August des folgenden Jahres aufbewahrt wird, dient zwei Zwecken:

1. Wenn der Weihbuschen Kräuter enthält, werden diese bei Krankheiten verwendet.
2. Bei herannahendem Gewitter wird ein Teil der Pflanzen im Ofen verbrannt. Das soll das Haus vor Blitzschlag schützen und das Gewitter besänftigen.

Eine Frau erzählte mir Folgendes: „Wenn ein Gewitter kam, brachte meine Mutter immer eine geweihte Blume auf den Balkon, damit der Blitz nicht ins Haus einschlug. Wenn das Blitzen aber nicht aufhörte, brachte sie eine andere Blume hinaus und zündete diese mit einem Zündholz an und verbrannte sie. Und dann haben die Gewitter aufgehört. Wenn es aber gar nicht aufhören wollte, aber das war selten der Fall, mussten wir den Rosenkranz beten oder eine eigene Litanei unserer Mutter aufsagen: ‚Bewahre uns vor Blitz, Hagel und Feuer.‘ Jedes Mal, wenn ein Blitz aufleuchtete, machte man das Kreuzzeichen, aus Dankbarkeit, dass man nicht vom Blitz getroffen worden war.“ Dieser Vorgang wurde mir auch noch von anderen Personen erzählt.

Viele der befragten Personen erzählten mir, dass sie nicht etwas vom Weihbuschens ins Feuer gaben, wenn ein Gewitter nahte, sondern die am Palmsonntag geweihten Olivenzweige, die nach deren Weihe auch ein Jahr lang, eben für diesen Zweck, aufbewahrt wurden.

Interessantes:

Wenn man die fünfstrahligen gelben Blüten dieser Pflanze ansieht, kommt es einem so vor, als ob sie Licht und Wärme ausstrahlt. Dieser Anschein ist gar nicht falsch, wird doch das Johanniskraut schon von alters her in der Funktion eines Psychopharmakon verwendet. Man kann es als ein pflanzliches Antidepressivum bezeichnen (das Johanniskraut speichert wirklich UV-Strahlen in seinen Öldrüsen).

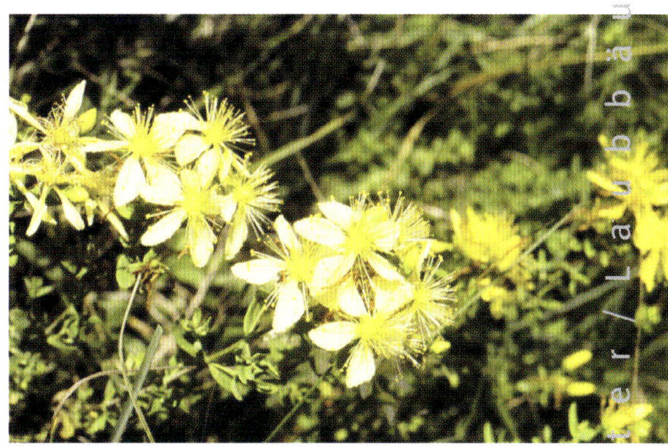

Hellere Farbvariante

Gedicht

Gran Santa Maria

Ce linëus ’ncantëur!
I uciei che s’la cianta,
La jëunes cula cënta;
Cialëi ai crëpes: ce culëur!

Fajon sën la mana
Cun ciofes y vintlana,
Leprò mo na spia:
’L iè Gran Santa Maria!

A mëssa ulons ji,
Y lascè benëdì
La ièrba y la flëura
Per tizè po danièura

Sce manacia la plueia
Che muef tan suënz la smueia,
’L tarlui che dà fuech,
Y tampesta sul luech!

La festa iè passeda
Y la jënt cunseleda,
La val s’la dorm via:
O Gran Santa Maria!

Große Muttergottes

Wie hell rundherum!
Die Vögel singen vor sich hin,
Die Mädchen mit dem Trachtengürtel;
Schaut euch die Berge an: was für eine Farbe!

Wir machen jetzt den Weihbuschen
Mit Blumen und Windhalmen,
Dazu noch eine Ähre:
Heute ist das große Marienfest!

Zur Messe wollen wir gehen,
Und weihen lassen
Das Gras und die Blumen,
Um dann immer zu verbrennen,

Wenn ein Regenschauer droht,
Der so oft einen Erdrutsch auslöst,
[Gegen den] Der Blitz, der in Brand steckt,
Und [gegen] Hagel auf Haus und Hof!

Das Fest ist vorüber
Die Menschen getröstet,
Das Tal verschläft es:
Oh, großes Marienfest! S. D. *(„La mana“, S. 40)*

Liebstöckel Großer Eppich

Levisticum officinale Koch

Grödner-Ladinische Pflanzennamen:
manestech
manestecul

Familie:
Doldenblütler (Umbelliferae)

Deutsche Volksnamen:
Liebfrauenstöckel, Maggi, Maggikraut

Aussehen:
Der Liebstöckel ist eine 50 cm bis 2 m hohe ausdauernde Pflanze.
Der Stängel ist aufrecht, dick und hohl.
Die Blätter sind wechselständig. Die unteren sind sehr groß, glänzend grün und etwas dicklich. Im Umriss sind die Blätter dreieckig-rhombisch, einfach bis doppelt gefiedert, mit eingeschnittenen, rhombischen Abschnitten.
Die Blüten sind blassgelb, klein und kommen in dichten, 8- bis 20-strahligen Dolden mit zahlreichen zurückgeschlagenen Hüll- und Hüllchenblättern vor.
Die Frucht ist elliptisch, die Teilfrucht 5-rippig.
Der kurze Wurzelstock ist dick und fleischig.
Der Geruch erinnert an Sellerie, ist stark aromatisch.
Der Geschmack ist stark würzig.

Vorkommen:
In großen Teilen Europas und Nordamerikas angebaut, kommt selten verwildert vor, gelegentlich auf Kultur- oder Ödland.
Er wird vor allem in Bauerngärten angebaut.
Daraus gelegentlich verwildert.
Bis 2000 m.

Verwechslungen:
Doldenblütler sind untereinander leicht zu verwechseln, doch der typische Geruch des Liebstöckels ist ein unverkennbares Merkmal dieser Pflanze. Diesen Geruch kann man feststellen, indem man ein Blatt abreißt und es zwischen den Fingern zerreibt. Trotzdem: sorgfältig bestimmen, da es große Verwechslungsmöglichkeiten mit anderen giftigen Doldenblütlern gibt!

Blütezeit:
Juli bis August

Erntezeit:
Blätter: Blätter zum Würzen kann man während der ganzen Vegetationszeit ernten.
Ganzes Kraut: wenn die Wurzeln ausgegraben werden.

Heilkräftige Pflanzenteile:
Die Blätter (frisch und getrocknet), die Samen, die Wurzel (vor allem getrocknet), das ganze Kraut (die Trocknung der Wurzel erfolgt separat).
Die Wurzel wird ausgegraben, an einer Schnur zum Trocknen aufgehängt und nachher in gut schließenden Gefäßen aufbewahrt. Die größeren Wurzelstöcke werden halbiert.

Wirkstoffe:
Ätherisches Öl mit zahlreichen Verbindungen, Bitterstoffe, Cumarin, Essig- und Baldriansäure, Gerbstoff, Harz, Kautschuk, Stärke, Vitamin C.

Medizinische Eigenschaften:
Appetitanregend, entzündungshemmend, harntreibend, hautstärkend, magenstärkend, menstruationsregulierend, nervenstärkend, schmerzlindernd, schweißhemmend, verdauungsregulierend, windtreibend.

Volksmedizin, Volksglaube und Volksaberglaube

Anwendung: Innerlich und äußerlich.

Vor allem die Wurzel ist sehr heilkräftig.

Der Liebstöckeltee ist gegen alle Magen- und Darmleiden gut: bei Verdauungsbeschwerden, Magenschwäche und Magenverschleimungen. Zudem ist er sehr wirkungsvoll bei Wassersucht, gegen geschwollene Beine, für die Nieren und die Blase und bei einer unregelmäßigen, zu schwachen Monatsblutung.
Er hilft bei rheumatischen Beschwerden, wirkt nervenstärkend und schweißhemmend.

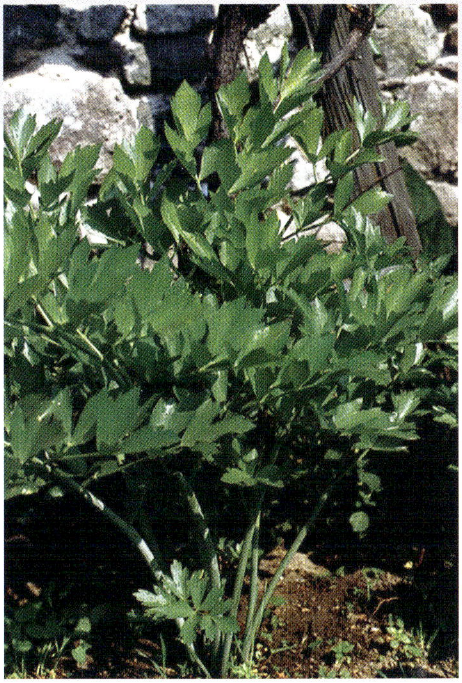

Liebstöckelwurzelaufguss (am besten verwendet man die getrocknete Wurzel):
2 Teelöffel klein geschnittener Droge pro 1/2 Liter Wasser. Das heiße Wasser über die Droge gießen und 10 Minuten lang ziehen lassen.
2 Tassen täglich ungesüßt und schluckweise trinken.

Ein Liebstöckelabsud ist ein ausgezeichneter Badezusatz bei unreiner Haut. Auch dient dies zur Stärkung der Unterleibsorgane der Frau.

Der Samen ist gesund, stärkt er doch Leber, Galle und Milz:
Einen Esslöffel Samen zerstampfen, in ein Glas geben, Weißwein darüber gießen und einige Tage ziehen lassen.
Jeden Tag vor dem Frühstück ein kleines Glas von diesem Wein trinken.

Man kann die Samen auch in Olivenöl geben und einige Tage lang ziehen lassen.
Wenn man sehr starke Magenschmerzen hat, gibt man 5 bis 8 Tropfen dieses Öls in ein halbes Glas Weißwein und trinkt es.

Mit den frischen Wurzeln kann man auch eine Tinktur herstellen:
Einige Wurzeln sehr fein aufschneiden, in ein Glas geben, Branntwein darüber geben und einige Wochen lang in der Sonne ziehen lassen.
Gegen alle oben genannten Beschwerden gibt man 10 bis 15 Tropfen dieser Tinktur in ein halbes Glas Wasser und trinkt es.

Die leicht zerstampften, frischen Blätter werden bei Entzündungen und Schwellungen auf die Haut aufgelegt. Dabei gibt man auch noch Schweinefett und ‚Lörget' (= Lärchenharz, siehe *Lärche*) dazu. Diese Salbe wird kurz vor dem Auflegen hergestellt.
Auch die Blätter alleine werden auf den geschwollenen Körperteil dick aufgelegt. Davor muss man sie ein klein wenig zerstampfen. Dieses Mittel kühlt.
Zudem stillen auf Schläfen und Stirn aufgelegte Liebstöckelblätter die Kopfschmerzen.

In der Küche:

Die jungen Blätter werden sehr fein aufgeschnitten und als Gewürz für Salate, Eintöpfe, Sauerkraut und Fleischgerichte verwendet. Der Liebstöckel gilt als appetitanregend.
Die Wurzel kocht man bei der Zubereitung von Fleischbrühen und Soßen am besten mit, damit das Aroma frei wird und weil dieses Gewürz den Fleischgeschmack verstärkt.
Die Würzkraft ist sehr intensiv.

ACHTUNG!

Bei Fieber, Nierenentzündungen und während der Schwangerschaft darf diese Heilpflanze nicht verwendet werden!

Der Liebstöckel ist auch im Weihbuschen zu finden (siehe *Johanniskraut, Echtes*).

Der stark aromatische Liebstöckel vertreibt die bösen Geister, die dem Menschen und dem Vieh schaden möchten, er dient zur Abwehr von Unheil aller Arten.

Interessantes:

In vielen Kräuterbüchern wird geschrieben, dass der Liebstöckel bei Schlangenbissen hilft bzw. das Leben rettet. Auch bei den Indianerstämmen in Nordamerika ist das bekannt.

Löwenzahn, Gemeiner

Taraxacum officinale Web.

Grödner-Ladinische Pflanzennamen:

pulëntes
ciof dla eves
Die Blätter, aber auch die ganze Pflanze: zicoria

Familie:

Korbblütler (Compositae)

Deutsche Volksnamen:

Kuhblume, Löwenzahn

Aussehen:

Diese ausdauernde Pflanze wird 10 bis 50 cm hoch.
Die lange, fleischige und vielköpfige Wurzel ist, wie die ganze Pflanze, stark milchig.
Die Blätter entwickeln sich am Boden zu einer Rosette und richten sich erst später auf. Sie sind tief eingeschnitten bis fiederteilig, mit dreieckigen Abschnitten.
Die Blütenköpfe sind gelb, groß, einzeln und endständig auf einfachen, hohlen, kahlen Stielen vorkommend.
Nach der Blüte erscheinen die fallschirmartigen Samen (lang gestielte Haarkrone), zu einer luftige Kugel angeordnet.
Die Pflanze führt Milchsaft.
Der Geruch und der Geschmack der Blüten ist fein süßlich, die Blätter schmecken leicht bitter.

Vorkommen:

In ganz Europa und Westasien.
Auf Weiden, Fettwiesen, Äckern und Schuttplätzen, an Wegrändern.
Bis über 2000 m.

Verwechslungen:

Verwechslungen mit anderen Pflanzen sind kaum möglich.

Blütezeit:	Erntezeit:
April bis Oktober	Blätter: im Frühjahr Blüten: April bis Oktober

Heilkräftige Pflanzenteile:

Die Blätter und die Blüten.

Wirkstoffe:

Ätherisches Öl, Bitterstoffe, Cholin, Gerbstoffe, Flavonoide, Inulin, Mineralsalze, Provitamin A, Vitamin B und C, Xanthophylle, Zucker.

Medizinische Eigenschaften:

Blutreinigend, harntreibend.

Volksmedizin, Volksglaube und Volksaberglaube

Anwendung: Innerlich.

Der Löwenzahntee, mit frischen oder getrockneten Blüten oder den Blättern, ist blutreinigend und harntreibend und wird deshalb, wie z. B. die Brennnessel, zu Frühjahrskuren (3 Wochen andauernd) verwendet.

Man kann Löwenzahnhonig damit herstellen: 300 g Blüten und 3 Zitronen klein aufschneiden und in 1 Liter Wasser kochen, bis die Teile ganz weich sind. Abseihen und Teile fest auspressen, damit nichts vom Saft verloren geht. Die Menge an Saft wiegen und gleich viel Zucker hineingeben. Das Ganze weiterkochen, bis es dickflüssig wird.
Dieser Honig ist sehr gesund und wirkt blutreinigend.

Mit Löwenzahn kann man auch Branntwein ansetzen: Dazu nimmt man die gelben Zungenblüten der Pflanze und gibt sie in eine Flasche. Darüber gibt man Branntwein. Das Ganze in die Sonne oder an einen warmen Ort geben und ziehen lassen.

In der Küche:

Die jungen Blätter werden als Salat gegessen (sehr schmackhaft!), sehr oft mit gekochten Kartoffeln oder hart gekochten Eiern kombiniert.

Interessantes:

Der Blütenkopf schließt sich nachts oder bei Regenwetter.
Es ist ein weit verbreiteter Glaube, dass der Milchsaft dieser Pflanze giftig ist. Das stimmt aber nicht.

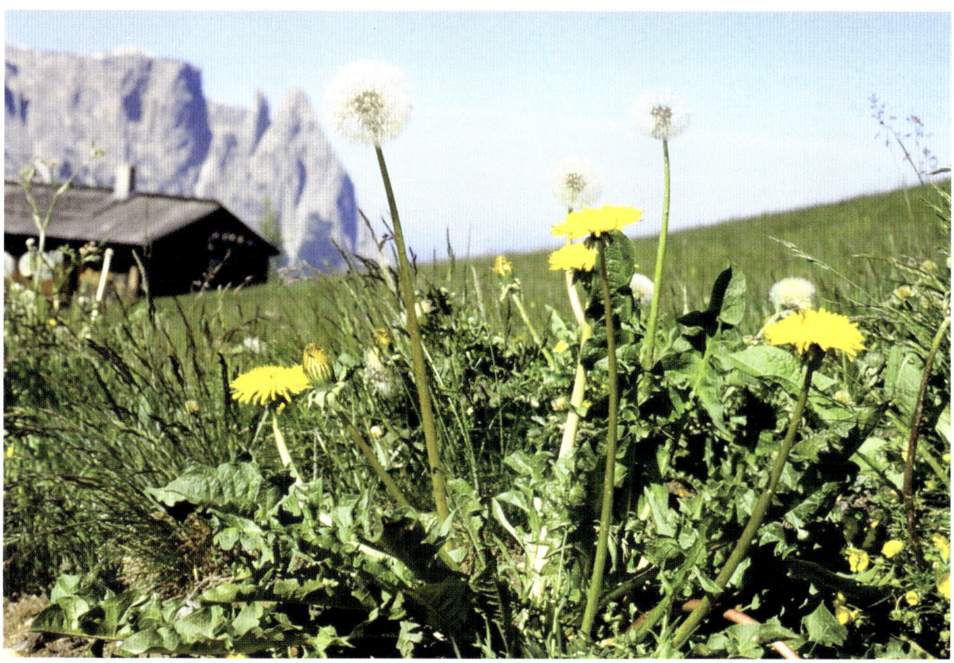

Ringelblume, Gemeine; Calendula

Calendula officinalis L.

Grödner-Ladinischer Pflanzenname:

ciof di morc

Familie:

Korbblütler (Compositae)

Deutsche Volksnamen:

Gartendotterblume, Gartenringelblume, Goldblume, Ringelblume, Ringelrose

Aussehen:

Die Ringelblume ist eine einjährige Pflanze, die bis zu 50 cm hoch wird.
Der Stängel ist aufrecht und filzig behaart, leicht klebrig. Er ist verästelt und trägt wechselständig angeordnete, ebenfalls fein behaarte Blätter.
Die Blätter sind verkehrt-eiförmig bis spatelig.
Die Blütenköpfe sind leuchtend gelb und groß. Sie erreichen einen Durchmesser von über 4 cm.
Die Blüten können gefüllt oder ungefüllt sein.
Der Wurzelstock ist spindelförmig mit vielen Fasern.
Der Geruch ist aromatisch.
Der Geschmack ist aromatisch, etwas bitter und herb.

Vorkommen:

Als alte Kultur- und Zierpflanze in vielen Teilen der Erde angebaut. Daraus gelegentlich verwildert.
Die eigentliche Heimat ist nicht genau bekannt, die Ringelblume stammt wahrscheinlich aus dem Mittelmeergebiet.
Sie ist sehr anspruchslos.
Bis 2000 m.

Verwechslungen:

Mit anderen gelb blühenden Pflanzen der gleichen Familie ist eine Verwechslung möglich.

Blütezeit:	Erntezeit:
Juni bis Oktober	Blüten: Juni bis Oktober

Heilkräftige Pflanzenteile:

Die Blüten (die Strahlenblüten oder die ganzen Blüten). Gelegentlich auch die Blätter.
Die Trocknung erfolgt im Schatten.
Wenn man nur die Strahlenblüten pflückt, vermehrt sich die Pflanze von selbst, da so die Samen in der Blüte ausreifen können.

Wirkstoffe:

Alkohole, ätherisches Öl mit antibiotischer Wirkung, Bittersubstanz, Carotinoide, flavonhaltiger Farbstoff, Glykoside, Gummi, Harz, Saponine, verschiedene Säuren und Mineralsalze, Schleim, Spuren von Salicylsäure, Xanthophylle.

Medizinische Eigenschaften:

Antiseptisch, beruhigend, blutreinigend, entzündungshemmend, erweichend, krampflösend, menstruationsregulierend, schmerzlindernd, stimulierend, tonisch, windtreibend, wundheilend.

Volksmedizin, Volksglaube und Volksaberglaube

Anwendung: Innerlich und äußerlich.

Die Ringelblume, und vor allem die Ringelblumensalbe, ist im Untersuchungsgebiet äußerst bekannt. Diese Salbe ist sehr gut gegen Krampfadern, geschwollene und müde Beine.
Zutaten:

- 2 Hände voll Ringelblumen (nur die Blüten; einige nehmen auch die Blätter dazu)
- 1 Hand voll Arnika (nur die Blüten)
- 120 g Bienenwachs
- etwas Lavendel (für einen besseren Geruch)
- 20 Tropfen Eukalyptus-Essenz
- $^1/_2$ Liter kaltgepresstes Olivenöl

Zubereitung:
Das Öl wärmen, aber nicht kochend heiß werden lassen (60°C). Es soll nicht rauchen.
Die Ringelblumen- und Arnikablüten hineingeben. Eine Nacht ziehen lassen.
Am nächsten Tag wieder aufwärmen und die Blüten mit einem Tuch abseihen.
Das Öl so weit erwärmen, dass sich das Bienenwachs, in kleine Stückchen geschnitten, in ihm auflöst, es reichen weniger als 60°C.
Dann gibt man den Lavendel hinzu und die Eukalyptustropfen.

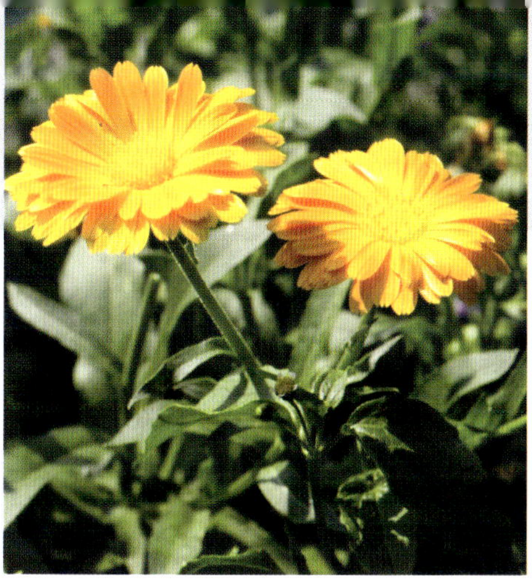

Am Ende wird das Ganze noch einmal abgeseiht. Danach gibt man die Salbe in kleine Tiegel, wo sie abkühlt und hart wird (das Wachs lässt die Salbe erhärten, denn durch das Öl würde sie weich bleiben).
Mit diesen Mengenangaben erhält man etwa 6 Tiegel Salbe. Man kann die Menge auch halbieren, indem man von allen Zutaten die Hälfte nimmt.

Früher nahmen die befragten Personen an Stelle des Olivenöls Schweinefett. Doch dieses hatte einen unangenehmen Geruch bei der Zubereitung und außerdem hielt die Salbe dann nur sehr kurze Zeit und wurde schnell ranzig.

Diese Salbe wird bei (schlecht heilenden) Wunden, Wadenkrämpfen, Warzen, Frostbeulen, Hühneraugen, Hautausschlägen, rheumatischen Beschwerden und Geschwüren verwendet.
In der Wundbehandlung steht die Ringelblume der Arnika sehr nahe.
Für die Wundbehandlung werden auch Umschläge mit Ringelblumenabkochung gemacht.

Der Ringelblumentee ist ein guter Blutreiniger und hilft bei Blähungen. Auch bei Leber-, Milz-, Gallen- und Magenbeschwerden ist er zu empfehlen.
Dieser Tee hilft auch bei einer unregelmäßigen und schmerzhaften Menstruation.
Zudem ist er als Gurgelmittel bei Mund- und Rachenentzündungen bekannt und man kann auch die Augen damit auswaschen und somit stärken.
Bei Nagelbettentzündungen hilft ein Bad in Ringelblumentee. Entzündete Körperteile 10 Minuten darin baden.
Zubereitung:
1 bis 2 Teelöffel Droge mit $^1/_4$ Liter kochendem Wasser übergießen, 10 Minuten ziehen lassen, dann abseihen. 2- bis 3-mal täglich eine Tasse davon einnehmen.

Beruhigend, vor allem vor dem Schlafengehen, ist ein Ringelblumenbad:
Man gibt 50 g Ringelblumenblüten und -blätter in einige Liter Wasser, bringt alles zum Sieden und seiht es nachher ins Badewasser. Der Zusatz von zwei Esslöffeln Honig ist zu empfehlen. Man sollte 20 Minuten darin baden. Das stärkt die Muskeln und beruhigt die Nerven.

Mit der Ringelblume kann man auch eine Tinktur herstellen:
Ringelblumenblüten und -blätter in ein Glas geben, Branntwein darüber gießen und 5 Wochen lang in der Sonne oder an einem warmen Ort ziehen lassen. Dann abseihen.
Diese Tinktur wird, mit Wasser verdünnt, bei Verstauchungen und Quetschungen (Einklemmung) sowie bei Wunden und Verbrennungen verwendet.

Stärkend wirkt auch Folgendes:
Ringelblumenblätter in Weißwein geben, 3 Wochen ziehen lassen, dann abseihen. Hie und da ein Glas davon trinken.

Gegen Magen- und Darmgeschwüre kocht man die Ringelblumen in Milch und süßt das Ganze mit Honig.

Die Ringelblumen dienten früher zur Wettervorhersage:
Wenn die Blüten am Morgen noch geschlossen waren, hieß das, dass es am selben Tag noch regnen würde.

Die Ringelblumen gehören auch in den Weihbuschen zu Mariä Himmelfahrt (siehe *Johanniskraut, Echtes*).

Interessantes:

Diese Pflanze wird im Grödnerischen *ciof di morc*, ‚Totenblume' genannt. Der Name rührt daher, dass die Ringelblume früher oft auf den Friedhöfen zu sehen war.
Die Ringelblume wurde lange Zeit in der Geschichte mit dem Löwenzahn verwechselt.

Schlüsselblume, Echte

Primula veris L.

Grödner-Ladinischer Pflanzenname:

tleves dl paravis

Familie:

Primelgewächse (Primulaceae)

Deutsche Volksnamen:

Duftende Schlüsselblume, Frühlingsschlüsselblume, Himmelschlüssel, Primel, Wiesenschlüsselblume

Aussehen:

Die Schlüsselblume ist eine ausdauernde Pflanze, die 10 bis 20 cm hoch wird. Die ganze Pflanze ist kurzhaarig-samtig.

Die Blätter kommen in einer grundständigen Rosette vor, sind runzelig, gestielt und eiförmig bis länglich-eiförmig. Am Rande sind sie unregelmäßig und fein gekerbt.

Die Blüten sind gelb und kommen auf den unverzweigten Stängeln in doldigen Blütenständen vor. Der Kelch ist bleichgrün und aufgeblasen, 5-zipfelig und kantig. Die Krone ist sattgelb mit fünf roten Flecken und 5-spaltigem Saum. Die Blüten haben einen Griffel und fünf Staubblätter.

Der Geruch der Blüten ist angenehm, honigartig, der Wurzelstock riecht anisartig.

Der Geschmack der Blüten ist süßlich, angenehm, der Wurzelstock schmeckt etwas schleimig.

Vorkommen:

In ganz Europa und in Asien.

An sonnigen Standorten. Auf Wiesen und Weiden, an Waldrändern und in Gebüschen. Die Schlüsselblume liebt kalkhaltige Böden.

Bis über 2000 m.

Verwechslungen:

Die Primelgewächse umfassen 600 Arten.

In Gröden wachsen zwei Arten, die Echte Schlüsselblume und die ebenso verbreitete Große oder Hohe Schlüsselblume (Primula elatior (L.) Hill), mit der die erste Art oft verwechselt wird. Prägt man sich jedoch die Unterscheidungsmerkmale genau ein, sind auch hier Missgriffe ausgeschlossen: die Blüten der Hohen Schlüsselblume haben hellgelbe Kronen ohne rote Schlundflecken und sind duftlos, der Kelch ist eng anliegend. Verwechslungen haben jedoch keine nachteiligen Folgen, da beide Arten die gleichen Heilkräfte besitzen.

Die Zwergprimeln oder Kurzstängeligen Primeln wie auch die Arten und Varietäten der Gartenprimeln und Aurikelzüchtungen sind als Heilpflanzen nicht verwendbar. Sie sind reine Zierpflanzen.

Blütezeit:	Erntezeit:
April bis Mai	Blüten mit Kelchen: April bis Mai Wurzeln: März bis April oder im September

Heilkräftige Pflanzenteile:

Die Blüten mit Kelch (frisch und getrocknet) und die Wurzel.

Die Trocknung der Blüten sollte zur Erhaltung des Aromas folgendermaßen erfolgen: Auf einer Papierunterlage (diese muss häufig gewechselt werden, weil sie mit kleinen, harmlosen, schwarzen Honigkäfern übersät ist) einen Tag in die Sonne geben, danach drei bis vier Wochen im Schatten lassen, dann wieder fünf Stunden in die Sonne geben. In einem Stoffsäckchen aufbewahren.

Die Wurzeln gut abwaschen und im Schatten trocknen.

Wirkstoffe:

Ätherisches Öl, Flavonoide, Gerbstoffe, Glykoside, Mineralsalze, Saponine.

Der grüne Kelch enthält außerdem Vitamin C.

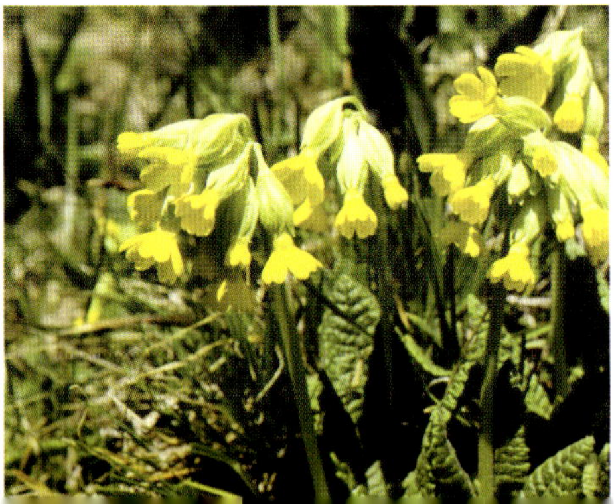

Medizinische Eigenschaften:
Auswurffördernd, beruhigend, blutreinigend, fiebersenkend, harntreibend, hautreizend, herzregulierend, hustenbekämpfend, schlaffördernd, schleimlösend, schmerzlindernd, schweißtreibend, wundheilend, zirkulationsfördernd.

Volksmedizin, Volksglaube und Volksaberglaube

Anwendung: Innerlich und äußerlich.

Mit den Blüten und den Wurzeln kann man einen Tee gegen Erkältungserscheinungen, Husten, Lungenentzündungen und für die Bronchien herstellen. Besonders gut wirkt die Schlüsselblume bei der chronischen Bronchitis der älteren Menschen, beim so genannten Altershusten.

Zudem stärkt dieser Tee das Herz, regelt den Blutdruck, hilft bei Migräne oder Schwindelgefühl, beruhigt die Nerven und ist ein sehr wirksames Schlafmittel.
Die Schlüsselblume ist auch bei nervösem Magenleiden zu empfehlen.

Sie ist harntreibend und blutreinigend, lindert die Schmerzen bei Gicht und Rheuma.
Sie kommt als Bestandteil von blutreinigenden Frühjahrskuren vor.

Zubereitung:
1 Teelöffel Droge in 1/2 Liter geben, aufkochen und danach kurz ziehen lassen. 2 bis 3 Tassen täglich, eventuell mit Honig gesüßt.

Mit der Schlüsselblume kann man auch einen hervorragenden Likör herstellen:
Eine Hand voll Blüten in ein Glas geben, Branntwein darüber gießen und 15 Tage in der Sonne ziehen lassen. Danach 400 g Zucker in 1 Liter Wasser aufkochen, abkühlen lassen und dann alles zusammenschütten. Man kann auch einige Melissenblätter dazugeben. Der Likör wirkt beruhigend.

Auch einen Sirup kann man mit der Schlüsselblume herstellen:
1 Teelöffel zerkleinerte Schlüsselblumenwurzeln mit etwas Wasser 5 Minuten kochen. Die Flüssigkeit abseihen und mit so viel Honig vermischen, dass man eine sirupartige Flüssigkeit erhält. Teelöffelweise einnehmen.

Himmelschlüsselhonig:
2 Hand voll Blüten in Wasser mit einer Zitrone kochen. Danach abseihen und fest auspressen. Dann die gleich große Menge Zucker wie Flüssigkeit vorhanden ist dazugeben. Aufkochen bis der Zucker zergangen ist.
Dieser Honig ist sehr gesund und ist vor allem bei Halsschmerzen zu empfehlen. Man kann ihn aber auch auf kleine Schnittwunden geben.

Eine alte Legende verrät, wie diese Blume zu ihrem Namen kam:
Der heilige Petrus, der treue Bewacher der Himmelspforte, entdeckte eines Tages, dass einige Menschen mit einem Nachschlüssel auf billige Weise in das Paradies gelangen konnten. Darüber erschrak er so sehr, dass er seinen Schlüssel fallen ließ. Petrus hat sogleich einen Engel nach dem Schlüssel geschickt, doch der Engel kam zu spät, der Schlüssel steckte schon fest in der Erde. Und dort ist dann eine wunderschöne goldgelbe Blume gewachsen.
Es ist aber erwiesen, dass der Name Schlüsselblume bzw. Himmelschlüssel von der Äbtissin Hildegard von Bingen gegeben wurde.

ACHTUNG!

Beim Ernten der Schlüsselblume könnten die ölhaltigen Drüsenhaare einen leichten Hautausschlag hervorrufen. Empfindliche Personen müssen das Pflücken dieser Pflanzen und das Einnehmen von Schlüsselblumenzubereitungen vermeiden.

Die Schlüsselblume ist Bestandteil des Weihbuschens zu Mariä Himmelfahrt am 15. August (siehe *Johanniskraut, Echtes*).

Interessantes:
Die Schlüsselblume ist eine der ersten Frühlingspflanzen. Sie ist wegen ihres Vitamin-C-Gehaltes vor allem im ausgehenden Winter eine wichtige Heilpflanze.

Wermut

Artemisia absinthium L.

Grödner-Ladinische Pflanzennamen:

scienz, scienza

Familie:

Korbblütler (Compositae)

Deutsche Volksnamen:

Absinth, Magenkraut, Wermut, Wurmkraut

Aussehen:

Der Wermut ist eine 40 bis 100 cm hohe ausdauernde Pflanze.
Der Stängel ist grünlichweiß, flaumhaarig und gerieft.
Die Blätter sind oben graugrün, unten weiß. Sie sind seidig behaart, gestielt, tief eingeschnitten in stumpfe, schmale Lippen.
Die gelben Blüten sind röhrenförmig, nickend und kommen in kleinen, kugeligen Körbchen und beblätternden Rispen vor.
Der Geruch ist stark aromatisch, würzig.
Der Geschmack des Wermuts ist äußerst bitter, herb.

Vorkommen:

In Europa, außer im Norden. In Asien und Nordafrika.
In Ödland, auf Schuttplätzen, an Wegen. Er liebt felsige Standorte. Der Wermut wird sehr häufig als Heilpflanze in den Gärten gehalten.
Bis 2000 m.

Verwechslungen:

Im Aussehen ist der Wermut dem Beifuß (Artemisia vulgaris L.) sehr ähnlich. Doch sind Verwechslungen ungefährlich, weil Beifuß und Wermut in ihrer Wirkung ähnlich sind. Unterscheidungsmerkmal dieser beiden Heilkräuter: Der Wermut hat kugelige gelbe Blüten und sein Stängel wie seine Blätter sind seidig behaart, während der Stängel des Beifußes rötlich überlaufen ist und die Pflanze meistens rötliche Blüten trägt. Zudem ist der Beifuß weniger behaart als der Wermut.

Blütezeit:	Erntezeit:
Juli bis September	Junge Blätter vor dem Austreiben der Stängel: Juni Blühende Zweigspitzen: Juli bis August

Heilkräftige Pflanzenteile:

Die jungen Blätter vor der Blüte. Im Schatten trocknen: gebündelte Triebe an einem luftigen Ort aufhängen.
Die blühenden Zweigspitzen.

Wirkstoffe:

Absinthin, Apfel-, Baldrian-, Bernstein- und Kieselsäure, ätherisches Öl, Bitterstoffe, Gerbstoffe, Harz, Nitrate, Vitamin C.

Medizinische Eigenschaften:

Leicht abführend, antidiabetisch, antiseptisch, appetitanregend, blutreinigend, fiebersenkend, harntreibend, magenstärkend, menstruationsregulierend, stimulierend, tonisch, verdauungsregulierend, windtreibend, wurmtreibend.

Volksmedizin, Volksglaube und Volksaberglaube

Anwendung: Innerlich und äußerlich.

Die Heilwirkung des Wermuts, der auf der Alm wächst, ist stärker als jene des Wermuts, der im Garten wächst. Doch der im Garten wachsende ist immer griffbereit.

Der Wermuttee wird für alle Magen-, Leber- und Gallebeschwerden empfohlen. Auch bei Verstopfung, Bauchkoliken, Sodbrennen, Aufstoßen und für Diabetiker ist er gut.
Da eine kranke Gallenblase oft der Grund für Appetitlosigkeit, Verdauungsschwäche und Blähungen ist, wirkt diese Heilpflanze bei Magenbeschwerden und Gallestörungen gleichermaßen.
Manchmal hat man wegen der Magenschmerzen auch Kopfschmerzen. In solchen Fällen hilft der Wermuttee.

Wermuttee ist auch als wurmtreibendes Mittel bekannt. Der Tee wird durch einen Einlauf direkt in den Magen gegeben.
Man kann ihn auch bei schlechtem Mundgeruch einnehmen, der von einem verdorbenen Magen hervorgerufen wird.

Auch bei Fieberanfällen wird Wermuttee empfohlen.

Wermuttee bringt Erleichterung bei Menstruationsbeschwerden. Es kommt zu einer verstärkten Regelblutung und dadurch zum Nachlassen der Schmerzen.

Wermutbäder reinigen die Haut und stärken die Augen. Wermuttee ist überhaupt als Augenwasser sehr gut anwendbar.

Zubereitung des Tees:
2 Teelöffel getrockneter Blätter mit 1/4 Liter heißem Wasser übergießen. 5 Minuten ziehen lassen. Diese Menge ist für einen Tag gedacht und sollte löffelweise eingenommen werden.
Der Versuch, Wermuttee zu süßen, ist sinnlos. Nicht mal Zucker oder Honig nimmt dem Tee seinen bitteren Geschmack. Das Süßen beeinträchtigt sogar die Wirksamkeit.
Um dem Tee den bitteren Geschmack doch ein bisschen zu nehmen, kann man Pfefferminz- oder Melisseblätter dazugeben. Dieser Mischtee eignet sich zur Anwendung bei den gleichen Leiden wie der reine Wermuttee.
Es wird empfohlen, ihn schluckweise zu trinken. Zudem kann nicht oft genug daran erinnert werden, dass man den Wermuttee nicht zu stark machen und ihn auch nicht mehrere Tage hintereinander einnehmen darf, weil das zu Vergiftungen führen kann (siehe unten).

Mit Wermut kann man auch Wermutwein herstellen:
20 g frische Wermutblätter mit 1 Liter Weißwein übergießen, einige Tage bzw. bis zur gewünschten Stärke ziehen lassen und abseihen.
Von diesem Wein trinkt man ein Glas vor dem Mittagessen. Die im Wermut enthaltenen Bitterstoffe und das ätherische Öl regen die Absonderung der Verdauungssäfte stark an, sodass die Speise leichter verdaut werden kann, und wirken dadurch appetitanregend.

Man kann die Wermutblätter auch trocknen und zu Pulver verarbeiten. Von diesem Pulver nimmt man dann vor dem Mittagessen eine kleine Löffelspitze voll ein, um den Appetit anzuregen und die Verdauung anzukurbeln.

In der Küche:
Wermut ist ein gesundes Gewürz für alle fetten Speisen. Allerdings sollte man nur eine Messerspitze davon hineingeben.

ACHTUNG!

Das ätherische Öl ist in größeren Dosen ein starkes Gift. Es ruft Schwindel, Krämpfe und rauschartige Delirien hervor. Bei fortgesetztem starkem Gebrauch kann es zu bleibenden Gehirnschäden führen, z. B. Geistesstörungen.
Die Leber wird bei übertriebenem Gebrauch angegriffen.
Wermut kann die Milch von Frauen bitter machen. Während der Schwangerschaft ist die Einnahme von Wermut zu vermeiden, um sich nicht der Gefahr einer Fehlgeburt auszusetzen. Auf der anderen Seite kann der Wermut wegen seiner erwiesenen wehentreibenden Wirkung den Müttern nicht genug für diese Stunden empfohlen werden.
NIE über eine längere Zeitspanne anwenden!
NICHT zu stark einnehmen!

Alle von mir befragten Personen kannten den Wermut. Als ich sie fragte, für was er denn gut sei, meinten viele von ihnen: „Wermut ist für alles gut."
Dazu fand ich Folgendes:
„[...] Diese vielen Heilwirkungen des Wermuts lösen eine Umstimmung des Patienten aus; die großen anregenden Wirkungen beeinflussen so günstig den Gesamtorganismus, dass eine Reihe von Beschwerden geheilt werden, die nicht direkt in den Heilbereich des Wermuts fallen." (Willfort 1977:530)

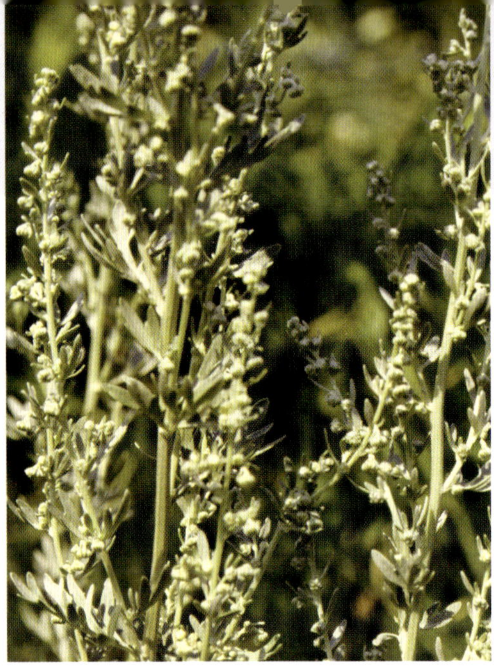

Wenn man ein kleines Säckchen mit frischem Wermut unter das Kopfkissen legt, schläft man gut und man wird von eventuellen Kopfschmerzen befreit.

Wermut findet man häufig als Bestandteil des Weihbuschens (siehe *Johanniskraut, Echtes*).

Interessantes:

Der Wermut wird bereits auf einem ägyptischen Papyrus aus dem Jahr 1600 v. Chr. erwähnt.

Winterlinde

Tilia cordata Mill.

Grödner-Ladinischer Pflanzenname:

linda

Familie:

Lindengewächse (Tiliaceae)

Deutscher Volksname:

Linde

Aussehen:

Dieser Baum wird über 25 m hoch und kann ein mehrhundertjähriges Alter erreichen.
Die herzförmigen Blätter sind wechselständig, gestielt, scharf gesägt, auf der oberen Seite dunkelgrün, auf der unteren Seite hellgrün, in den Nervenwinkeln rostbraun behaart.
Die gelblichen Blüten sind langgestielt, in 3- bis 16-blütigen Blütenständen, aus einem bleich grünlichgelben, länglich-zungenförmigen Hochblatt heraustretend.
Die Früchte sind kleine, kugelige, dünnschalige Nüsschen.

Der Geruch der Blüten ist lieblich honigartig und verschwindet fast zur Gänze durch das Trocknen.
Der Geschmack ist süßlich.

Vorkommen:

In Europa und im Kaukasus.
In Laubwäldern und kultiviert in Gärten.
Bis 1300 m.

Verwechslungen:

Der Winterlinde sehr ähnlich ist die Sommerlinde (Tilia platyphyllos Scop.), sowohl im Aussehen als auch was die Heilwirkung betrifft.

Blütezeit:	Erntezeit:
Juni bis Juli	Blütenstände mit Hochblatt: Juni bis Juli

Heilkräftige Pflanzenteile:

Die jungen Blütenstände mit dem bleichen Hochblatt. Im Schatten trocknen.

Wirkstoffe:

Ätherisches Öl, Flavonoide, Gerbstoffe, Mangan, Schleim, Zucker.

Medizinische Eigenschaften:

Beruhigend, fiebersenkend, krampflösend, schlaffördernd, schweißtreibend.

Volksmedizin, Volksglaube und Volksaberglaube

Anwendung: Innerlich

Lindenblütentee wirkt schweißtreibend, fiebersenkend, beruhigend und krampflösend. Er ist bei Erkältungen und Grippe sehr zu empfehlen.

Im oberen Grödnertal ist die Linde erst seit einigen Jahrzehnten bekannt. Sie wuchs hier nicht wild und wurde dann von Personen, die nach Gröden geheiratet haben, in diesem Tal eingeführt.

Das Lindenholz wird viel für die Grödner Holzarbeiten benutzt.

Interessantes:

In Sage, Dichtung und Märchen, im Volksglauben und Brauchtum haben wohl keine anderen Bäume eine größere Rolle gespielt als die Linde: Bei den Germanen war die Linde der Göttin der Fruchtbarkeit geweiht, ein Lindenblatt bringt Siegfried, der sich im Blut des Drachens badet, Unheil (es fällt zwischen seine Schultern und verhindert so seine vollkommene Unverwundbarkeit). Die Linde gilt als Schutz gegen böse Geister und Blitzschlag und einst wurde unter ihrer Krone Gericht gehalten.

Es gibt eine große Anzahl von Ortsnamen mit der Anfangs- oder Endsilbe ‚Linde‘.

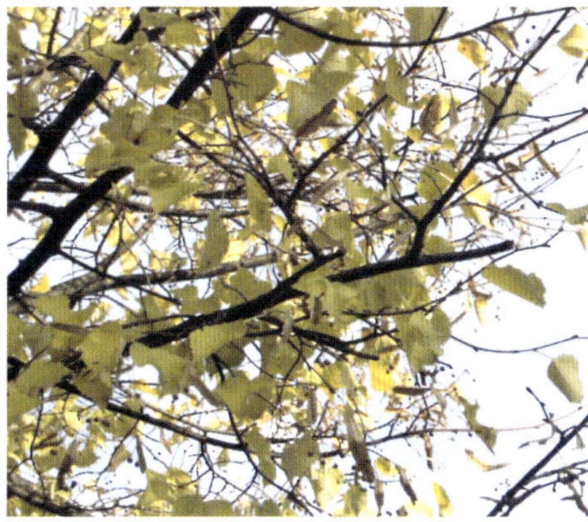

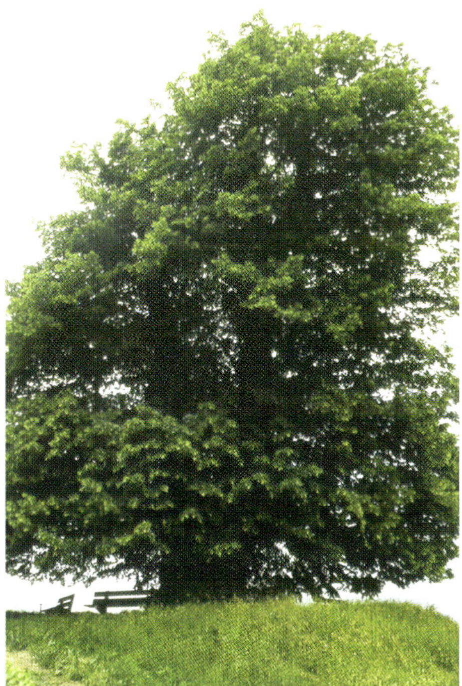

Acker-Schachtelhalm

Equisetum arvense L.

Grödner-Ladinischer Pflanzenname:
coda de giat

Familie:
Schachtelhalmgewächse (Equisetaceae)

Deutsche Volksnamen:
Katzenschwanz, Katzenschweif, Katzenwedel, Zinnkraut

Aussehen:
Der Acker-Schachtelhalm ist eine Pflanze mit einem tief im Boden verlaufenden ausdauernden Wurzelstock.
Die fertilen, sporentragenden Frühjahrstriebe sind etwa 10 bis 25 cm hoch, einfach, strohfarben bis rötlich, mit braunen, 8- bis 12-zähnigen Scheiden und endständiger, bräunlicher Ähre, im Sommer verschwindend.
Die unfruchtbaren Sommertriebe sind etwa 10 bis 50 cm hoch entwickelt, stark quirlig verästelt, mit gefurchtem Stängel und 4- bis 12-zähnigen Scheiden.
Die Blätter der Pflanze sind grob, weil sie viel Kieselsäure enthalten.
Der Stängel ist 3 bis 5 mm dick.
Die Äste sind 3- bis 5-kantig, das untere Glied ist länger als die Scheide. Sie sind hohl und selten verzweigt.
Die blattgrünfreien, sporentragenden Frühjahrssprosse sind für Heilzwecke ungeeignet.
Das Kraut hat keinen besonderen Geruch.
Es schmeckt ein wenig bitter, salzig und knirscht zwischen den Zähnen bei allfälliger Kostprobe.

Vorkommen:
In Europa.
Häufiges Ackerunkraut, aber auch an Wegen, Waldrändern und auf unkultivierten Plätzen zu finden. Der Acker-Schachtelhalm wächst meist auf feuchtem, lehmigem Boden.
Bis 2500 m.

Verwechslungen:
Der Acker-Schachtelhalm kann leicht mit dem giftigen Sumpf-Schachtelhalm (Equisetum palustre L.) oder dem Teich-Schachtelhalm (Equisetum limosum L.) verwechselt werden, die meist auf sumpfigen Moorwiesen oder an Teichrändern vorkommen. Sie sind keine Heilpflanzen und wirken durch den Befall eines Pilzes brecherregend und lähmend. Größere Mengen können bei Mensch und Tier tödlich wirken!

ACHTUNG!

Es gilt: Nur sammeln und gebrauchen, wenn man hundertprozentig sicher ist, dass es sich um den Acker-Schachtelhalm handelt.
Ja keine Pflanzen, die braune Flecken haben, innerlich gebrauchen, weil sie von einem Pilz befallen sind, der sehr gefährlich sein kann.

Blütezeit:
Blütenlose Pflanze. Sie pflanzt sich stattdessen mit staubfeinen Sporen fort.

Erntezeit:
Unfruchtbare Triebe:
Ende Mai bis Ende Juli
(wenn die Triebe sattgrün und frisch sind)

Heilkräftige Pflanzenteile:
Nur die grünen Sommersprosse, ohne Wurzel. Man schneidet sie kurz über dem Erdboden ab, hängt sie gebündelt an einem luftigen Ort auf, z. B. auf dem Dachboden, und trocknet sie so lange, bis sich die Seitenzweige leicht abbrechen lassen. Die Pflanzen müssen beim Trocknen die grüne Farbe beibehalten! Wenn das nicht der Fall ist, zumeist wegen zu feuchten Standorten, dürfen sie nicht verwendet werden.

Wirkstoffe:
Bitterstoffe, Eisen, Mangan und Magnesium, Gerbstoff, Glykoside, Kalk-, Kalium- und Natriumsalze, Kieselsäure, Magnesium-, Aluminium- und Kaliumchlorid, organische Säuren, das Saponin Equisetonin.

Medizinische Eigenschaften:
Adstringierend, atemregulierend, blutreinigend, blutstillend, stark harntreibend, hustenbekämpfend, schmerzlindernd, windtreibend, wundheilend, zirkulationsfördernd.

Volksmedizin, Volksglaube und Volksaberglaube

Anwendung: Innerlich und äußerlich.

Diese Pflanze ist eine sehr bekannte Heilpflanze. Man benutzt sie vor allem wegen ihrer heilenden Wirkung bei Blasenerkrankungen, sei es in Form von Teekuren oder in Form von Sitzbädern mit nachfolgenden warmen Umschlägen. Besonders für Männer wird sie empfohlen.
Der Acker-Schachtelhalmtee ist als harntreibendes Mittel bei Nieren-, Blasen- und rheumatischen Beschwerden zu empfehlen und wird für die Reinigung der Leber und des Magens angewandt.
Auch bei chronischem Husten und stoffwechselbedingter Anschwellung der Beine wird er verwendet. Man findet ihn oft als Zutat von Blutreinigungstees.

Das Acker-Schachtelhalmkraut ist bei Stoffwechselstörungen wirksam, die durch eine mangelhafte Nierenausscheidung ausgelöst werden oder bei Wasserrückstauungen im Organismus, zu denen es durch Kreislauf- oder Herzbeschwerden gekommen ist.

Der Tee ist gegen alle inneren Blutungen zu empfehlen.
Wenn man Blut erbricht, sollte man gleich eine Tasse dieses Tees als erste Hilfe trinken, bevor man zum Arzt geht.
Bei Nasenbluten kann man den Tee langsam in die Nase tropfen lassen, aber auch das Pulver der getrockneten Pflanze schnupfen.

Zubereitung des Tees:
1 bis 2 Teelöffel des geschnittenen Krautes pro $^1/_4$ Liter werden entweder 12 Stunden lang mit kaltem Wasser ausgezogen oder mit heißem Wasser übergossen und nach 20 Minuten abgeseiht, oder man nimmt 2 Teelöffel mit $^1/_4$ Liter Wasser, lässt das Ganze einige Minuten aufkochen und dann 20 Minuten ziehen. Die Hälfte davon kann man gleich trinken, die andere Hälfte schluckweise während des Tages.
Bei Anwendung der Teekuren für Lungenleiden, vor allem für die Behandlung von Lungentuberkulose, muss die Drogenmenge von 1 auf 3 Teelöffel erhöht werden.

Diese Pflanze wird im Wein gekocht und bei Blähungen und Asthma verwendet. Dieses Mittel ist auch für ältere Leute gut, die Probleme beim Harnlassen haben.

Acker-Schachtelhalm kann für Bäder benutzt werden, die den Stoffwechsel der Haut anregen und dadurch Durchblutungsstörungen, Schwellungen nach Knochenbrüchen, Frostbeulen und Beingeschwüre (offene Beine) günstig beeinflussen.
Auch wenn man sich einen Fuß verstaucht, oder Ähnliches, ist ein Bad in Acker-Schachtelhalmwasser wegen seiner wohltuenden Wirkung auf das Bindegewebe gut. Binde- und

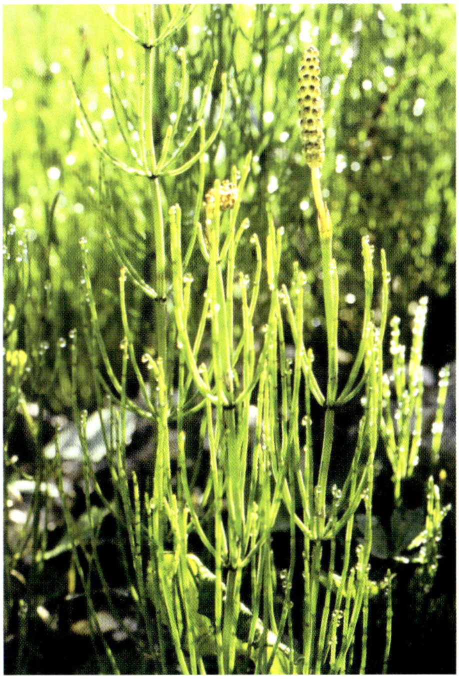

Stützgewebe kommt im ganzen Körper vor. Es ist ein Bestandteil aller Organe und hat eine große Bedeutung in der körpereigenen Abwehr von Giftstoffen und Bakterien, im Wasserhaushalt und bei der Fettspeicherung. Eine Acker-Schachtelhalmkur wird daher bei Schwächeerscheinungen des Bindegewebes, schlecht durchbluteter Haut, brüchigen Nägeln und Haaren, schlechten Zähnen und Unterschenkelbeschwerden, wie z. B. Krampfadern, angewandt.

Er wirkt ebenso bei müden oder wundgelaufenen Füßen:
Man nehme 2- bis 3-mal wöchentlich ein Fußbad mit einem Acker-Schachtelhalmabsud: Man rechnet 4 gehäufte Esslöffel voll Acker-Schachtelhalm auf 1 Liter Wasser, lässt das Ganze einige Minuten aufkochen und dann eine Stunde ziehen. Mittels eines feinen Siebes gießt man den Absud in das vorbereitete Fußbad. Dieses soll etwa 20 Minuten dauern, dann kann man zur weiteren Erfrischung die Füße in ein daneben stehendes Schaff kalten Wassers geben und sie trocken frottieren.

Nach dem Zahnziehen, bei Entzündungen der Mundschleimhaut, Zahnfleischblutungen oder Zahnfleischentzündungen, bei Zahnfleischlockerung, Mund- und Zahnfäule, Halsschmerzen, Lidrandentzündungen und Gerstenkornbildung, bei Entzündungen um Wunden, bei Geschwüren, Ekzemen und Nagelbettentzündungen sind Spülungen bzw. Teilbäder oder Kompressen mit Acker-Schachtelhalmtee wegen seiner zusammenziehenden und wundheilenden Wirkung sehr gut.

Wegen dieser Wirkungen macht man auch Umschläge bei schlecht heilenden Wunden.
Für Umschläge taucht man ein Tuch in den abgeseihten Teeabsud, drückt dieses nur leicht aus, legt es auf die zu behandelnde Körperstelle und wechselt den Umschlag öfters am Tage.

Zur Heilung frischer Wunden ist auch Folgendes zu erwähnen:
Das Acker-Schachtelhalmkraut wird frisch gesammelt, zerstoßen und auf die Wunden aufgelegt.

Der Acker-Schachtelhalm ist wegen seines Kieselsäuregehaltes eines der besten Lungenmittel, es heilt innere und äußere Geschwüre ab.

ACHTUNG!

Da der Acker-Schachtelhalm viel Kieselsäure enthält, darf man nicht zu viel davon in einem Mal trinken, da es dem Magen schadet.

Der Acker-Schachtelhalm wird zur Verschönerung des Weihbuschens verwendet (siehe *Johanniskraut, Echtes*).

Interessantes:

Im Deutschen heißt diese Pflanze auch Zinnkraut, weil sie zum Reinigen des Zinngeschirrs benutzt wurde, damit dieses glänzte.

Brennnessel, Große

Urtica dioica L.

Grödner-Ladinischer Pflanzenname:

urtia

Familie:

Nesselgewächse (Urticaceae)

Deutsche Volksnamen:

Brennnessel, Nessel, Nettel

Aussehen:

Die Brennnessel ist eine 30 bis 150 cm hohe Staude.
Sie ist eine zweihäusige Pflanze, das heißt, dass männliche und weibliche Blüten auf getrennten Pflanzen vorkommen. Die Blüten sind unscheinbar und grün, kommen in hängenden, rispigen Blütenständen vor.
Die Blätter sind gegenständig, gestielt, eiförmig, am Grund herzförmig, vorne lang zugespitzt, mit groben Brennhaaren besetzt, der Blattrand ist grob gezähnt.
Der Stängel ist vierkantig, aufrecht, unverzweigt und mit langen Brennhaaren besetzt.
Die Brennnessel hat einen ausdauernden Wurzelstock, der reich verzweigt ist und mehrere Stängel treibt (das Wurzelwerk hält das Erdreich fest, sodass es nicht fortgeschwemmt werden kann).
Der Geruch ist eigenartig, aber nicht unangenehm. Der Geschmack der frischen Blätter ist köstlich, der Tee schmeckt etwas unangenehm.

Vorkommen:

Die Brennnessel ist ein Kosmopolit. Sie kommt in allen gemäßigten Zonen vor. Sie fehlt lediglich in den Tropen und in den Polargegenden, in Südafrika, auf den Balearen und auf Kreta.
Besonders üppig wächst sie auf nährstoffreichem, stickstoffhaltigem Boden. Daher bevorzugt sie die Nähe von menschlichen Siedlungen und wächst in Gärten (hier findet man besonders die kleine Art). Sie wächst an Zäunen, Mauern, Wegrändern, Flussufern, an feuchten Stellen in den Wäldern, in der Nähe von Komposthaufen.
Sie ist ein Zeichen für nährstoffreichen Boden, wirkt ausgesprochen bodenverbessernd und sollte nicht als Unkraut gesehen werden.
In Europa bis über 3000 m.

Verwechslungen:

Zu der Gattung Brennnessel zählen die Botaniker rund 40 Arten.
In Gröden gibt es neben dieser so genannten Großen Brennnessel (Urtica dioica L.) noch die Kleine oder Gartenbrennnessel (Urtica urens L.).
Im Vergleich ist die Große Brennnessel ausdauernd, der Wurzelstock überwintert; sie kann bis zu 160 cm groß werden; die Blätter sind am Grund herzförmig und die Blüten sind zweihäusig. Die Kleine Brennnessel ist hingegen einjährig, sie stirbt im Winter ab, ist kleiner als die erste, um die 60 cm groß; die Blätter sind am Grund bogen- bis keilförmig und die Blüten sind einhäusig.
Doch braucht der Heilpflanzensammler diese feinen botanischen Unterschiede nicht zu berücksichtigen, da beide Arten die gleiche wertvolle Heilwirkung haben.
Auch sind Verwechslungen mit der weißen Taubnessel (Lamium album L.) möglich (siehe *Taubnessel, Weiße*).

Blütezeit:

Juni bis September

Erntezeit:

Blätter: Vom zeitigen Frühjahr (an sonnigen Stellen kann man schon Mitte März die ersten Brennnesseln entdecken) bis zum Herbst. Die Blätter kann man sammeln, wenn die Pflanzen etwa 30 bis 50 cm hoch sind. Die jungen Blätter werden als Gemüse verwendet.
Wurzeln: Spätherbst oder zeitiges Frühjahr.

ACHTUNG: Beim Ernten gute Handschuhe tragen! Die Spitzen der Brennnesselbrennhaare sind spröde und brechen beim Eindringen in die Haut ab, wobei sie den Nesselgiftstoff in die winzige Wunde fließen lassen. Dadurch entsteht die Rötung oder sogar Blasenbildung der Haut.

Heilkräftige Pflanzenteile:

Alles: die Blätter (frisch und getrocknet), der Stängel, die Wurzel und die Samen.

Wirkstoffe:

Die Blätter weisen einen hohen Gehalt an Mineralien und Spurenelementen auf: Bor, Calcium, Chlorid, Eisen, Kalium, Kupfer, Magnesium, Mangan, Natrium, Phosphor, Schwefel, Silizium, Titan.
Zudem enthält die Brennnessel Flavonoide, Gerbstoffe, Proteine, das wichtige Enzym Sekretin, organische Säuren wie Ameisen-, Essig-, Wein- und Zitronensäure, zudem Provitamin A, viel Vitamin C, Vitamine der B-Gruppe und Vitamin K.
Sie weist einen relativ hohen Chlorophyllgehalt auf, enthält Amine: Acetylcholin, Histamin, Serotonin, Cholin.
Auch Steroide und Kieselsäure sind zu finden, besonders in der Wurzel.
In den Brennhaaren sind Nesselgiftstoffe, darunter Histamin.
Sie weist auch eine noch nicht genauer nachgewiesene blutzuckersenkende Substanz auf.

Medizinische Eigenschaften:

Adstringierend, atemregulierend, auswurffördernd, beruhigend, blutbildend, blutreinigend, blutstillend, harntreibend, hautreizend, hustenbekämpfend, magenstärkend, milchtreibend, nervenstärkend, menstruationsregulierend, schlaffördernd, schleimlösend, schmerzlindernd, gegen Steinbildung, stimulierend, tonisch, verdauungsregulierend, zirkulationsfördernd.

Volksmedizin, Volksglaube und Volksaberglaube

Anwendung: Innerlich und äußerlich.

Der Brennnesseltee ist für alle Lungenerkrankungen und für Erkältungen gut: Mit Honig getrunken, ist er einer der besten Tees bei Husten, Bronchitis, Keuchhusten, Lungenentzündung, Verschleimung.

Er wirkt bei Asthma, stärkt die Nerven, hilft bei Magen-, Hals-, Gicht-, Leber- und Gallenbeschwerden, Sodbrennen, Gelenk- und Muskelrheuma, ist stark blutreinigend, harntreibend und wird bei Erkrankungen der Niere eingesetzt. Selbst die Nierensteinbildung wird behoben.
Bei längerem Gebrauch heilt er Magen- und Darmgeschwüre.

Auch von Männern mit Prostatabeschwerden und Frauen mit Regelschmerzen wird er als wirksam bezeichnet.

Der Brennnessel kann eine blutstillende Wirkung nachgewiesen werden, da sie Blutbrechen, Bluthusten, Blutharnen, Nasenbluten und eine zu starke Periode der Frauen zu heilen vermag. Auch als Hilfsmittel bei blutenden Hämorrhoiden wird der Tee benutzt. Früher bereitete man auch Umschläge aus dieser Pflanze und legte sie auf Wunden zur Blutstillung. Man linderte damit auch Rheumaschmerzen.

Bei Durchfall sowie akuten und chronischen Darmentzündungen und Verstopfung, Ischias und in den Wechseljahren hilft dieser Tee auch.

Der Brennnesseltee hat während der ersten zwei Tage der Einnahme eine stimulierende Wirkung, ab dem dritten Tag aber wirkt er beruhigend.

Der Stoffwechsel wird angeregt und die Widerstandskraft gegen alle Anfälligkeiten, sei es die Neigung zu Erkältungen oder die Anfälligkeit für rheumatische und gichtige Erkrankungen, wird gestärkt.

Mit einem leichten Aufguss ganzer junger Pflanzen (3 Teelöffel davon mit 1 Tasse kochendem Wasser übergießen) als Lotion verwendet, reinigt man die Haut und bekämpft mit Erfolg Akne und Ekzeme.

Jedes Jahr im Frühling und/oder im Herbst sollte man eine Brennnesselkur machen, um das Blut zu reinigen. Man kann die Brennnessel in verschiedenen Formen einnehmen, z. B. als frischen Presssaft oder Salat.
Jeden Tag, 10 Tage lang, Brennnesseltee trinken. In der Früh eine Tasse lauwarm schluckweise trinken und am Abend vor dem Schlafengehen. Die Brennnesselblätter in das kochende Wasser geben und ein paar Minuten ziehen lassen. Ungesüßt trinken.

Zubereitung des Tees (Kraut):
2 Teelöffel des fein geschnittenen Krautes für 1 Tasse.

- Aufguss. Morgens und abends je eine Tasse.
- Abkochung: Droge mit kaltem Wasser ansetzen, zum Sieden bringen und 5 Minuten kochen lassen. Morgens und abends je 1 Tasse.

Man kann auch ein Brennnesselbad nehmen. Es hat eine tiefenreinigende Wirkung. Dazu gibt man eine Hand voll Blätter und Blüten in 1 Liter kochendes Wasser und lässt das Kraut 10 Minuten lang köcheln. Danach wird der Sud abgeseiht und ins warme Badewasser gegeben.

Tee aus Brennnesselwurzeln:
Bei Verschleimung der Lunge, Wassersucht und Rheuma bringt ein Absud aus Wurzeln und Blättern (10 g auf $^1/_4$ Liter Wasser), der warm getrunken wird, Erleichterung.

Zur Kräftigung der Haare, Stärkung des Haarbodens, gegen Schuppen und Krätze soll man die Haare mit Brennnesselwurzeltee waschen. Dazu nimmt man die Wurzeln (man kann eventuell auch Brennnesselblätter dazugeben) und kocht sie mit $^1/_2$ Liter Wasser.

Wenn man noch einige Tropfen Öl dazugibt, wirkt das Ganze haarwuchsfördernd.

Äußerlich angewandt, fördern die Brennnesselblätter die Durchblutung der Haut. Niemand lässt sich gern mit Brennnesseln brennen, doch ist das Einreiben mit Brennnesseln der stark schmerzenden Glieder bei Rheumatikern sehr wirkungsvoll. Gut ist auch das Peitschen der Haut mit den frischen Pflanzen gegen Gicht und Gelenkrheumatismus. Die Personen, die ich darüber befragt habe, meinten, es sei eigentlich gar nicht so schlimm, wie es den Anschein haben könnte. Es brennt nur am Anfang, dann wird ein angenehmes Gefühl von Wärme erzeugt, das mehrere Stunden anhält. Dadurch werden die Schmerzen an den Gelenken gelindert. Man muss jedoch darauf achten, dass die Haut an diesem Tag nicht mehr mit kaltem Wasser in Berührung kommt.

Durch das Trinken von rohem Brennnesselsaft wird viel und gesundes Blut gebildet.
Als Mittel gegen Frühjahrsmüdigkeit empfiehlt es sich, nach dem Aufstehen ein kleines Glas frisch gepressten Saft aus jungen Pflanzen zu trinken.
Frischsaft sollte unmittelbar nach dem Pressen eingenommen werden.

Wenn man Brennnesseln zusammen mit Nussblättern kocht und sich danach die Brust und die Stirn vor dem Schlafengehen damit einreibt, schläft man leichter und besser.

In der Küche

Mit den jungen Blättern der Brennnessel kann man Füllungen für Teigtaschen, Nudelsoße usw. zubereiten. Manchmal besteht die Füllung auch aus einer Mischung aus Spinat oder Mangold und Brennnesseln. Da der Spinat oft bei Kindern und magenschwachen Personen Blähungen auslöst, wird durch das Vermischen mit Brennnesselblättern dieser Nachteil aufgehoben. Die Brennnessel ist wegen ihres geringen Säuregehalts verträglicher.
Sehr gut ist auch die Mischung aus Spinat-, Taubnessel- und Brennnesselblättern.
Man kann die Brennesselblätter natürlich auch in die Gemüsesuppe schneiden oder eine andere schmackhafte Suppe damit kochen:

Haferflocken in Butter leicht anrösten, Wasser und einen Schuss Maggi dazugeben. Zwanzig Minuten lang kochen lassen. Dann eine Hand voll fein gehackte Brennnesseln dazugeben und kurz aufkochen lassen. Wenn man noch ein Eigelb hineinrührt, ergibt das ein gesundes und stärkendes Abendessen.

Noch ein Rezept für eine Brennnesselsuppe
Zutaten:
200 g Butter
100 g Brennnesseln
300 g Kartoffeln
2 Porrees
2 Esslöffel fein gewürfelter und gerösteter Speck
Majoran, Thymian, Muskatnuss, Salz, Sahne

Zubereitung:
Die Butter in einer Pfanne zergehen lassen. Die fein gehackten Brennnesseln, die klein geschnittenen Kartoffeln, die Porrees und die Gewürze hinzufügen und 15 Minuten lang köcheln lassen. 1 Liter heißes Wasser dazugeben und so lange kochen lassen, bis die Kartoffeln durch sind. Dann die Sahne hineingeben und das Ganze mit dem darüber gestreuten gerösteten Speck auf den Tisch stellen.

Aufstrich
Zutaten:
1 Hand voll fein gehackter Brennnesselblätter, nach Wahl weitere Kräuter: z. B. Brunnenkresse, Bärlauch, Löwenzahn, Taubnessel, Wegerich
Butter
Jodsalz

Zubereitung:
Die Kräuter mit der Butter zerdrücken. Dann das Jodsalz hinzufügen.
Schmeckt gut zu Brot, Fisch, Fleisch, Kartoffeln, Reis.

Frische Brennnesseln ergeben zusammen mit frischen Löwenzahnblättern einen guten Frühlingssalat. Darin brennen sie nicht mehr, weil sie bei der Zubereitung schon leicht angewelkt sind.

ACHTUNG!

Wegen der vielen Insekteneier, die auf der Pflanze haften, sollte man diese immer gründlich reinigen.

Auch in der Tierheilkunde wird die Brennnessel eingesetzt: Man hält damit das Vieh gesund. Brennnesselheu ist eines der gesündesten Futtermittel. Es wird den Kühen zur Steigerung der Milchproduktion und den Pferden zur Erzielung eines gesunden Aussehens ins Futter gemischt.
Brennnesseltee wird dem kranken Haustier bei Koliken eingegeben.

Vor der Einführung der Baumwolle wurden seit dem Mittelalter aus der Großen Brennnessel die Fasern zur Herstellung von Nesseltuch gewonnen. Hans Matscher, Autor des Werkes „Volksmedizin" (1982), schreibt: „[...] habe ich einen aus Nesselstängeln zu Nesseltuch verarbeiteten Soldatenmantel aus dem Jahre 1917 heute noch." (S. 63)

Die Brennnessel wird in manchen Familien auch in den Kräuterweihbuschen gegeben (siehe *Johanniskraut, Echtes*).

Interessantes:

Der grödnerische Pflanzenname *urtia* hat dem Grödner Hauptort *Urtijëi* (im Deutschen: *St. Ulrich* – im Italienischen: *Ortisei*) den Namen gegeben (*ciamp de urties* = Brennnesselfeld).

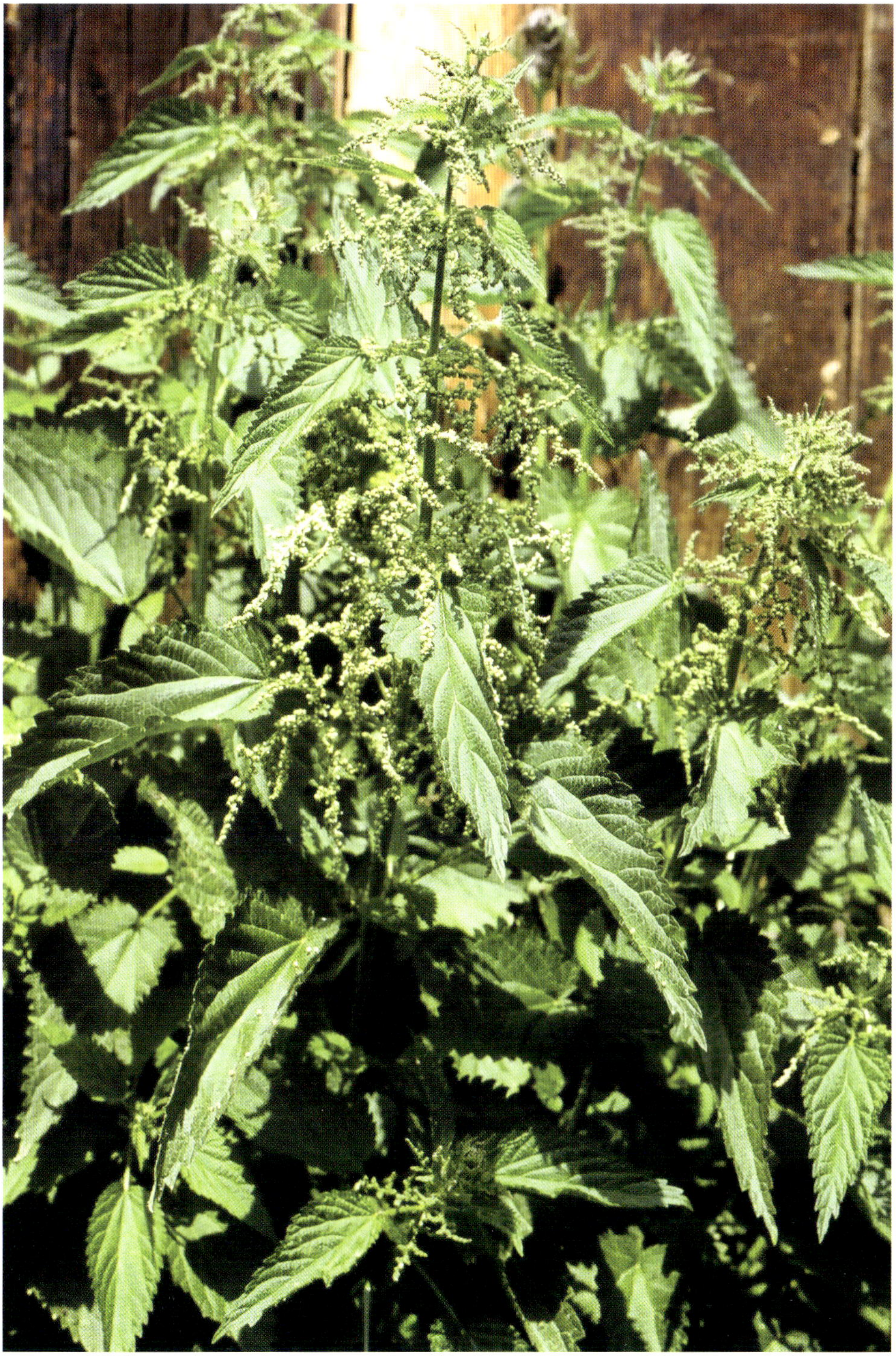

Heidelbeere Schwarzbeere

Vaccinium myrtillus L.

Grödner-Ladinischer Pflanzenname:
gialvëija

Familie:
Heidekrautgewächse (Ericaceae)

Deutsche Volksnamen:
Bickbeere, Blaubeere, Schwarzbeere

Aussehen:
Die Heidelbeere ist ein 10 bis 30 cm hoher Zwergstrauch mit einem kriechenden Wurzelstock, an dem grüne, kantige und verästelte Zweige wachsen.
Die Laubblätter sind sommergrün, eiförmig, kurzgestielt und fein gesägt.
Die Blüten sind grünlich mit rötlichem Schimmer.
Die Beeren sind erbsengroß, blauschwarz und blaubereift, oben kreisförmig abschließend. Wenn man sie zerdrückt, färbt ein dunkelblauroter Saft die Hand.
Die Beeren duften nach Waldesfrische.
Der Geschmack der Beeren ist säuerlich-süß, getrocknet schmecken sie etwas herb.

Vorkommen:
In Mittel- und Nordeuropa, in Südeuropa im Gebirge.
Flächendeckend auf frischen, feuchten, aber humusreichen Waldböden (in Laub-, Nadel- und Mischwäldern), in Mooren und auf Heiden.
Bis 2800 m.

Verwechslungen:
Die Heidelbeere könnte mit den anderen Arten der Heidekrautgewächse verwechselt werden; so mit der immergrünen Bärentraube (Arctostaphylos uva-ursi L.), der Rauschbeere (Vaccinium uliginosum L.) und der Preiselbeere (Vaccinium vitis-idaea L.) bzw. mit den Blättern dieser Pflanzen, da ja deren Beeren rot sind. Tipp: Von diesen drei Arten hat nur die Heidelbeere fein gesägte Blätter und kantige Zweige.

Heilkräftige Pflanzenteile:
Die reifen Beeren (frisch und getrocknet).
Die Blätter (frisch und getrocknet).

Blütezeit: Mai bis Juli

Erntezeit:
Beeren: Juli bis September
Blätter: Sie müssen vor der Fruchtreife gesammelt werden, da das Myrtillin, der Heilstoff im Blatt, zur Fruchtreife im Blatt nicht mehr vorhanden ist.

Wirkstoffe:
Beeren: Antibiotikum, Apfel- und Zitronensäure, Oxal- und Bernsteinsäure, Bitterstoffe, Gerbstoff, Mineralsalze, Pektin, Provitamin A, Vitamin C, Zucker und ein Gemisch von Glykosiden.
Blätter: Apfel- und Zitronensäure, Arbutin, Chinasäure, Gerbstoffe, Gummi, das Glykosid Myrtillin, das glykosidartige Erikolin, Zucker.

Medizinische Eigenschaften:
Beeren: abführend, adstringierend, antiseptisch, appetitanregend, durchfallhemmend, entzündungshemmend, verdauungsregulierend, wurmtreibend.
Blätter: adstringierend, antidiabetisch, entzündungshemmend.

Volksmedizin, Volksglaube und Volksaberglaube

Anwendung: Innerlich und äußerlich.

Heidelbeeren und Heidelbeermarmelade sind gesund, weil sie viele Vitamine enthalten. Heidelbeeren stärken die Augen und das Gehirn, sie steigern die Konzentration.

Zur Stärkung von Magen und Eingeweide, und bei Drüsenanschwellung kann man heiße Milch mit Heidelbeeren einnehmen.

Die Heidelbeere ist als Heidelbeerwein und als getrocknete Beere ein exzellentes Mittel bei Durchfall; es wirkt schnell. Die frischen Beeren können jedoch abführend wirken.
Heidelbeerwein ist auch gut gegen alle akuten und chronischen Magen- und Darmerkrankungen sowie gegen Verdauungsstörungen, Ap-

petitlosigkeit und Schwächezustände, die daraus entstehen.

Der Rohsaft kann zum Gurgeln bei Entzündungen des Mund- und Rachenraumes, bei Rachen-, Kehlkopf- und Halskatarrhen und Zahnfleischentzündungen benutzt werden.
Äußerlich wird er bei Ausschlägen, Verbrennungen und Wunden aufgetragen. Auch Hämorrhoiden und Blasenentzündungen werden mit der Heidelbeere bekämpft.
Heidelbeersaft oder frische Heidelbeeren gibt man den Kindern, wenn sie Würmer haben.

Heidelbeersirup wird oft Lungenschwachen verabreicht.

Der Heidelbeerblättertee ist wertvoll für die Behandlung von Diabetes, aber nur, wenn die Blätter vor der Fruchtreife gesammelt werden. Ansonsten haben sie keine Heilwirkung mehr. Das Myrtillin der Blätter wird auch „pflanzliches Insulin" genannt.
Auch bei Harnwegentzündungen und Problemen mit der Blase wird dieser Tee angewandt.

Zubereitung:
Ein gehäufter Teelöffel gut getrockneter und zerkleinerter Heidelbeerblätter wird mit $^1/_4$ Liter kochendem Wasser überbrüht. Man lässt das Ganze zehn Minuten lang ziehen, seiht es ab und trinkt den Tee ungesüßt und schluckweise.

Heidelbeerlikör:
Menge: eine große Tasse Heidelbeeren. Die Heidelbeeren zerdrücken und in eine Flasche geben. Einen Liter Branntwein darüber gießen und 15 Tage in der Sonne lassen. Danach $^1/_2$ Liter Wasser mit $^1/_2$ kg Zucker aufkochen, abkühlen lassen und mit dem Inhalt der Flasche vermischen.

Man kann auch eine Zimtstange zur Geschmacksverbesserung dazugeben.
Heidelbeeren sowie Preiselbeeren werden auch heute noch mit einem speziellen Werkzeug gepflückt (siehe *Preiselbeere*).

ACHTUNG!

Diabetiker müssen die Anwendung dieser Art von Heilmittel mit ihrem Arzt besprechen. Man sollte nie auf eigene Faust Medikamente durch Heilpflanzenkuren ersetzen! Heilpflanzen sind aber ein sehr gutes Ausgleichsmittel, das man zusammen mit den Medikamenten einnehmen kann (unter Aufsicht des Arztes, bei ständiger Kontrolle des Blutzuckerspiegels und der Harnzuckerausscheidungen!).

Interessantes:
Der Sage nach befinden sich dort, wo die Heidelbeeren wachsen, die Eingänge zu den Wohnungen der Zwerge.

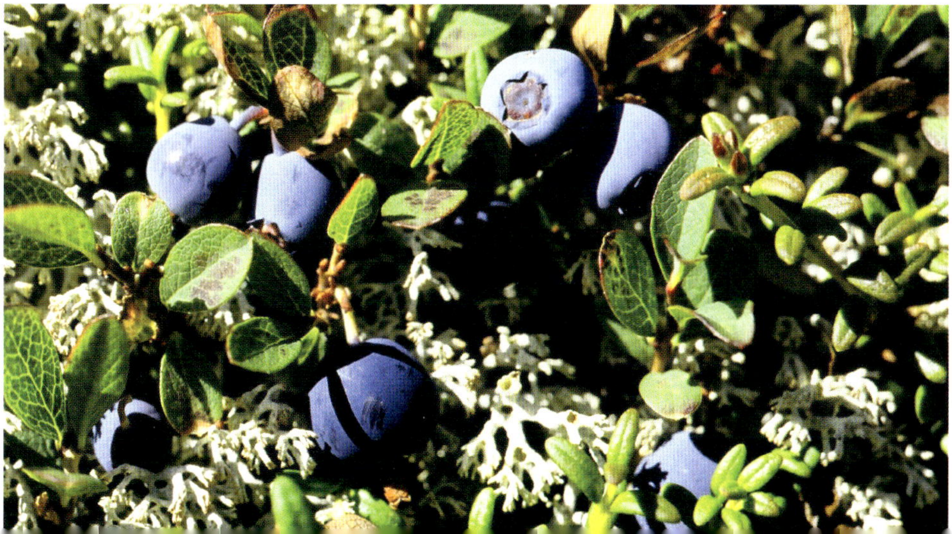

Isländisch Moos

Cetraria islandica L.

Grödner-Ladinischer Pflanzenname:

puessl de cëura

Familie:

Flechten (Parmeliaceae)

Deutsche Volksnamen:

Isländisch Moos, Geißtrauben, Lungenkraut, Lungenmoos

Aussehen:

Das Isländisch Moos hat keine Gliederung in Wurzel, Stängel und Blätter. Es ist eine so genannte Lagerpflanze, die aus einem bis zu 15 cm hohen blattartigen Gebilde besteht. Dieses ist durch kurze, fadenförmige Haftorgane am Erdboden befestigt und besteht aus mehrfach verzweigten, bandartigen, am Rand mit stiftartigen Zähnchen besetzten Lappen.
Die Lappen sind auf ihrer Oberseite olivgrün bis dunkelbraun und von lederartigem Aussehen. Die Unterseite ist heller bräunlich bzw. oliv bis grauweiß, mit weißen Flecken. Gegen die Basis ist sie rötlich.
Der Geruch der Pflanze ist leicht tangartig.
Der Geschmack ist bitter.

Vorkommen:

In Mittel- und Nordeuropa.
Im Mittel- und Hochgebirge. In lichten Wäldern und Mooren, auf Magerwiesen und feuchten Äckern.
Bis über 2500 m.

Verwechslungen:

Wenn man die Pflanze gut kennt, ist keine Verwechslung mit anderen Flechten möglich.

Blütezeit:	Erntezeit:
Das Isländisch Moos hat keine Blüten	Ganzes Kraut: Juni bis Oktober

Heilkräftige Pflanzenteile:

Die ganze, getrocknete Pflanze.
Die ganze Pflanze sollte im Schatten und an der Luft getrocknet werden.

Wirkstoffe:

Antibiotische Wirkstoffe, Bitterstoffe, darunter Cetrarin, Flechtensäuren, Flechtenstärke, Gummi, Kohlenhydrate, Lichenin, Schleimstoffe, Vitamin A, Vitamin B12, Zucker.

Medizinische Eigenschaften:

Antidiabetisch, antiseptisch, appetitanregend, blutbildend, gegen Brechreiz, erweichend, geruchbindend, hustenbekämpfend, milchtreibend, gegen Reisekrankheit, schleimlösend, schweißhemmend, tonisch, verdauungsregulierend.

Volksmedizin, Volksglaube und Volksaberglaube

Anwendung: Innerlich und äußerlich.

Es wird lange gekocht (etwa zwei Stunden lang), fast bis zur Sulze (Gallerte), behebt leichten und starken trockenen Husten und wurde vor allem früher, wird aber auch noch heutzutage bei Lungenleiden getrunken.

Andere meinten, diese Sulze werde bei Husten und Bronchialkatarrh nicht eingenommen, sondern nur eingerieben.

Der aus dieser Pflanze gewonnene Tee wirkt gegen Husten, Bronchitis und zur Vorbeugung von Erkältungen.

Das Isländisch Moos wirkt auch gegen Magenleiden, da es die Verdauungsdrüsen anregt und so die Magensäfte regelt, es ist für das Blut gut und bildet Blut. Auch auf die Eingeweide, die Galle und die Nieren wirkt es positiv. Deshalb ist der Tee bei Erschöpfungszuständen aller Art sehr zu empfehlen, etwa während oder nach schweren Krankheiten, nach Blutverlust durch Unfälle oder Operationen, nach Magen- und Darmerkrankungen.

Für stillende Mütter ist das Isländisch Moos sehr gut, da mehr und gesunde Milch produziert wird.

Für Diabetiker ist dieser Tee einer der besten.
Wenn man an Reisekrankheit leidet, kann man

vor dem Starten eine Tasse ungezuckerten Tee trinken.

Zubereitung des Tees:
Für die Zubereitung des Tees nimmt man einen gehäuften Teelöffel von dieser Pflanze bzw. die gleiche Menge, wenn es sich um größere Stücke handelt, lässt das Ganze in $^1/_4$ Liter Wasser einmal aufkochen und dann zehn Minuten lang ziehen. Der Tee wird abgeseiht und in der Regel ungesüßt, schluckweise und zwei- bis drei-mal am Tag getrunken.
Der Tee ist äußerst bitter.

Fußbäder mit Isländisch Moos sind sehr gesund. Dazu kocht man die Pflanze einige Minuten lang auf und lässt dann das Ganze ziehen, bis das Wasser lauwarm ist. Man taucht die Füße für einige Zeit hinein, ohne das Isländisch Moos vorher abzuseihen. Nach dem Bad werden die Füße nicht abgetrocknet, sondern man lässt das Wasser in die Haut einziehen. Dieses Fußbad ist für jene gedacht, die an den Füßen schwitzen oder deren Füße nach Schweiß riechen.

Isländisch Moos dient, in Wasser oder saurer Milch gekocht, zur Schweinemast.

ACHTUNG!

Die übertriebene und unvernünftige Anwendung dieser Heilpflanze kann auch sehr unangenehme Nachwirkungen auslösen. Der zu lang andauernde und überdosierte Gebrauch kann zu Leberstörungen und Reizungen des Magen-Darm-Kanals führen.

Man erzählt, dass früher auf den Almen sehr viel Isländisch Moos wuchs. Die Kühe fraßen deshalb viel davon und produzierten so übermäßig viel Milch. Die Bauern wurden es leid, die Tiere so oft melken zu müssen, und verfluchten es. Da verdorrte die Pflanze und war für immer als milchgebendes Kräutlein verloren.

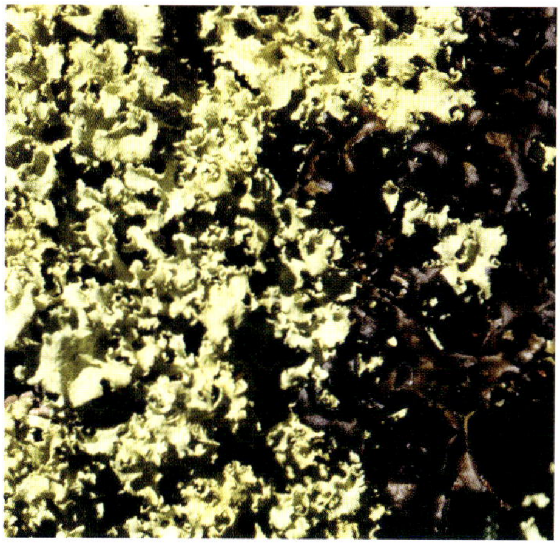

Eine der befragten Personen meinte dazu, dass sie diese Legende zwar gehört habe, aber dass die Kühe nie Isländisch Moos gefressen haben, weil es zu bitter ist. Die Bauern haben es gesammelt und es den Kühen eingegeben.

Das Isländisch Moos ist jedem Grödner ein Begriff.

Je höher der Standort der Pflanze, desto stärker ist ihre Heilkraft.

Die Pflanze kann monatelang trocken stehen. Sie deckt ihren Wasserbedarf aus der Luftfeuchtigkeit.

Interessantes:
Der Name ‚Isländisch Moos' ist irreführend, denn bei dieser Pflanze handelt es sich nicht um ein Moos, sondern um eine Flechte.

Der Name ‚Isländisch' kommt nicht etwa daher, dass diese Pflanze nur auf Island wächst, sondern daher, dass die Isländer die Ersten waren, die den Nutzen und die Heilkräfte dieser Pflanze erkannten. Die Flechte wird am Feuer getrocknet, zerstoßen und als Ersatz für Getreide verwendet. Daraus fertigen sie Brot, dünne Kuchen und Grütze an. Sie verwenden diese Pflanze auch als Salat und verarbeiten sie zu Bonbons.

Wacholder, Gemeiner

Juniperus communis L.

Grödner-Ladinischer Pflanzenname:

jenever

Familie:

Zypressengewächse (Cupressaceae)

Deutsche Volksnamen:

Heidewacholder, Kranewitt, Machandel, Reckholder, Wacholder

Aussehen:

Der Wacholder ist eine 50 cm bis 10 m hohe Pflanze. In alpinen Lagen kommt er als ein an den Boden geschmiegter Zwergstrauch vor, in tieferen Lagen entwickelt er sich manchmal auch zu einem meterhohen Baum.
Die Äste sind buschig und aufrecht. Die jungen Zweige sind dreikantig.
Die Blätter sind nadelförmig, stechend und kommen in Quirlen zu 3 vor. Sie sind blaugrün und haben auf der Oberseite eine bläulichweiße Mittellinie.
Die zweihäusigen Blüten sind gelblich und unauffällig. Sie sind als kurze Seitensprosse in den Achseln der mittleren Nadelquirle eines Zweiges angelegt.
Die unreifen Scheinbeeren (aus Steinfrüchten zusammengesetzte Beeren) sind grün, die reifen sind blauschwarz, bereift und erbsengroß.
Die Pflanze riecht leicht harzig, aromatisch.
Die Beeren schmecken würzig aromatisch, harzig, etwas herb.

Vorkommen:

Fast in ganz Europa, in Nordasien und Nordamerika.
Auf trockenen Böden. Auf Heiden und Magerrasen, als Unterholz in lichten Wäldern, an mageren Berghängen, in den Alpen oberhalb der Waldgrenze.
Bis etwa 2500 m.
In Gröden gibt es auf Inner- und Außerraschötz noch reichlich Wacholdersträucher.

Verwechslungen:

Wenn man sich alle Merkmale des Wacholders gut einprägt, können Verwechslungen mit anderen Pflanzen ausgeschlossen werden.

Blütezeit:	Erntezeit:
Mai bis Juni	Beeren: September bis Oktober Zweigspitzen und Holz: ganzjährig, am besten aber von Mai bis August

Heilkräftige Pflanzenteile:

Die Früchte, die Zweige und das Holz (alle frisch und getrocknet).
Die befruchteten weiblichen Blüten wachsen erst im Laufe des zweiten Jahres oder gar erst des dritten Jahres zu den blauschwarzen, kugeligen Scheinbeeren heran. Deren wirksamster Bestandteil ist ein ätherisches Öl.

Wirkstoffe:

Ätherisches Öl, der Bitterstoff Juniperin, Calcium, Gerbstoffe, Harz, Kalium, Kohlenhydrate, essigsaures Mangan, organische Säuren, Zucker.
Die Triebspitzen und die jungen Nadeln enthalten auch Vitamin C.

Medizinische Eigenschaften:

Antiseptisch, appetitanregend, blutreinigend, erweichend, fiebersenkend, harntreibend, hautreizend, hustenbekämpfend, magenstärkend, menstruationsregulierend, nervenstärkend, schmerzlindernd, tonisch, verdauungsregulierend, windtreibend, wundheilend.

Volksmedizin, Volksglaube und Volksaberglaube

Anwendung: Innerlich und äußerlich.

Die Wacholderbeeren sind wie ein Antibiotikum. Die Abwehrkräfte werden gestärkt.
Der Wacholder hilft bei Magen- und Darmleiden, bei Leber- und Gallenbeschwerden, stärkt die Nerven, ist eine gute Medizin für die Lunge, bei rheumatischen Beschwerden und einer unregelmäßigen Menstruation. Bei Wassersucht reinigt er die Nieren.

Man kann mit den Wacholderbeeren eine ‚Rosskur', („Gewaltkur; für den Patienten überaus anstrengende, strapaziöse Behand-

lung [die aber den gewünschten Erfolg bringt]", Duden 1996: 1267) machen:
Am ersten Tag der Kur zerkaue man in der Früh, nüchtern, eine Wacholderbeere, am zweiten Tag zwei und so weiter, bis man auf fünfzehn Beeren kommt, dann nehme man jeden Tag eine weniger, bis man wieder auf eine Beere kommt.
Wenn man diese Kur durchsteht, dann ist man sehr gesund, anderenfalls reagiert der Körper negativ darauf. Man kann während der Kur z. B. Atem- oder Herzbeschwerden bekommen. In solchen Fällen muss man sofort mit der Kur aufhören. Man kann manchmal auf diese Weise erkennen, welche Schwachstellen der Körper hat.

Wacholder ist zur allgemeinen Stärkung und als blutreinigendes Mittel im Frühling zu empfehlen (siehe *Wegerich*).
Das Kauen von reifen, blauen Beeren ist vorzüglich zum Stärken des Magens, bei Sodbrennen und schlechtem Mundgeruch, der vom Magen herrührt. Die Beeren wirken appetitanregend und harntreibend.

Der Tee von zerstoßenen Beeren oder von den Zweigen wirkt harntreibend bei Wassersucht und Erkrankungen der Blase, gegen Rheumatismus und appetitanregend bei träger Magentätigkeit.
Der Wacholderzweigtee ist auch ein gutes Blutreinigungsmittel.
Der bekannte Grödner Maler Josef Moroder Lusenberg trank häufig Wacholdertee. Aus den dünnen Stämmen des Wacholders machte er Hobelspäne und trank diesen Tee. Auch seinen Besuchern kredenzte er den Tee des Wacholderholzes.

Der Tee dient ferner zu Bädern und Umschlägen bei schlecht heilenden Wunden.
Auch für Rheumakranke sind Bäder mit Wacholderzweigabsud sehr zu empfehlen.
Wenn man sich im Frühjahr nicht recht wohl fühlt, dann soll man Zweigspitzen des Wacholders aufkochen, abseihen und dem Badewasser zufügen. Dieses Bad hat eine starke Wirkung.

Im Frühjahr soll man alle drei Wochen einmal mit Wacholder baden. Dabei darf man natür-

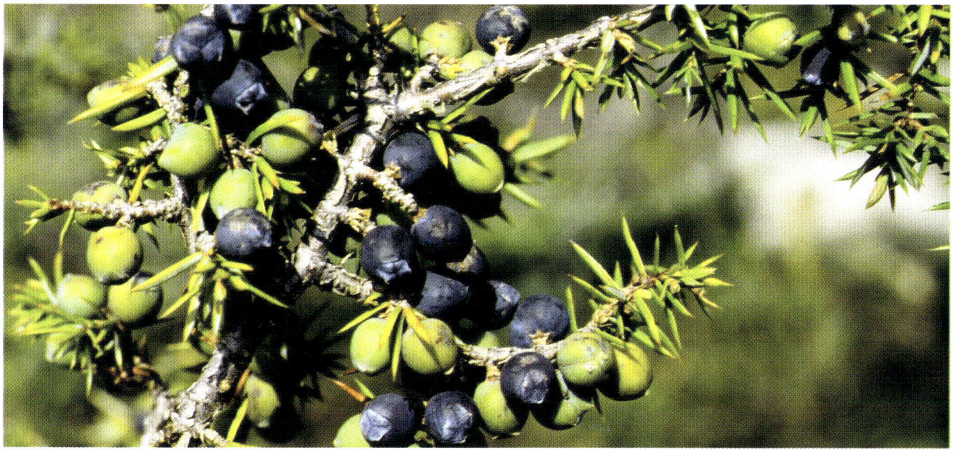

Nicht nur früher haben die Ärzte vor Krankenbesuchen einige Wacholderbeeren eingenommen, damit sie sich nicht anstecken. Auch heutzutage werden Wacholderbeeren zur Desinfektion der Mundhöhle und bei grippalen Infekten roh gegessen.

lich nicht Seife, Badeschaum oder Ähnliches verwenden.
Man erzählte mir, dass ein alter Herr aus Pufels (Bergdorf in Gröden) seinerseits erzählt hatte, dass man im Ersten Weltkrieg, als die Grippe viele Todesopfer forderte, keine Medi-

kamente hatte und so nicht in das Haus des Aufgebahrten gehen konnte, um den Rosenkranz zu beten und den Angehörigen das Beileid auszusprechen, weil man aufpassen musste, sich nicht anzustecken.
Er erklärte, dass die Rinde des Wacholders aus drei Schichten besteht: der äußeren Rinde, einer grünen Rinde und einer roten Rinde. Mit der roten Rinde kochte er Tee gegen die Grippe.

Aus einer anderen Quelle hörte ich, dass im Jahre 1914, also am Beginn des Ersten Weltkriegs, die Soldaten gegen die Grippe Wacholderäste nahmen, von diesen die Rinde weghackten und damit dann Tee kochten.

Die Wacholderbeertinktur (Beeren in Branntwein angesetzt) wird bei verdorbenem Magen, bei Husten, Bronchialkatarrh und Rheuma gepriesen.
Zubereitung der Tinktur:
100 g Wacholderbeeren gut zerdrücken, mit 500 ml 70%igem Alkohol übergießen und unter häufigem Schütteln 14 Tage lang ziehen lassen. Danach abseihen und in eine frische Flasche füllen.
Dieses Mittel kann man einreiben oder damit die oben genannten Beschwerden auch innerlich behandeln: 3-mal täglich 20 Tropfen auf 1 Stück Zucker.

Wacholderschnaps, schon an und für sich gut, kann einen ruinierten Magen einrenken.

Wenn man Wasser in den Beinen hat, soll man mit Wacholderstauden draufschlagen, dann heilen sie.

Eine Frau erzählte mir, dass ihre Mutter die Wacholderbeeren in ein Säckchen gab, und wenn sie Fieber hatte, musste sie sich dieses Säckchen unter die Füße halten. Zuerst musste das Säckchen aber erhitzt werden.

In der Küche:

Wacholderbeeren werden zur Räucherung von Schinken und Speck verwendet und auch dem Sauerkraut beigefügt.

ACHTUNG!

Personen mit Nierenschwäche oder Nierenerkrankungen dürfen auf keinen Fall Wacholder einnehmen, da bei ihnen schon geringe Mengen Nierenreizungen hervorrufen könnten.
Auch zu starke oder längere Anwendungen mit Wacholder (in jeglicher Form) könnten negativ auf die Nieren und die Harnwege einwirken.
Vor allem schwangere Frauen sollten vorsichtig damit umgehen.
Bei der Verwendung von Wacholdertinktur könnten Hautreizungen bzw. Ausschläge vorkommen.

Es gibt den kriechenden und den aufrecht wachsenden Wacholder. Den Letzteren nahm man früher zum Ausräuchern. Man gab dabei Wacholderzweige auf die Kohlen im Bauernofen. Ein starker Geruch und Rauch erfüllten den Raum. Das war gegen schlechten Geruch gut oder nachdem eine verstorbene Person im Haus einige Tage lang aufgebahrt worden war.
In Zeiten, in denen es Grippewellen oder sonstige ansteckende Krankheiten gab, desinfizierte man die Wohnungen und auch die Viehställe, indem man sie mit Wacholder ausräucherte.

Ein Volksspruch sagt:
„Iss Kranewitt und Bibernell,
dann stirbst du nicht so schnell."

Wer ein Wacholderzweiglein auf dem Hut trägt, wird beim Wandern nicht von der Müdigkeit heimgesucht.

Das Vieh bleibt gesund, weil es die Wacholderbeeren und die jungen Zweige isst.

Der Wacholder kommt manchmal auch im Weihbuschen zu Mariä Himmelfahrt vor (siehe *Johanniskraut, Echtes*).

Interessantes:

Das Pflücken der reifen Beeren ist wegen der spitzigen Nadeln eine mühevolle Angelegenheit. Man hilft sich deshalb folgendermaßen: Man breitet Tücher auf dem Boden aus und klopft die reifen Beeren ab. Dann werden sie heraussortiert.

Walnuss

Juglans regia L.

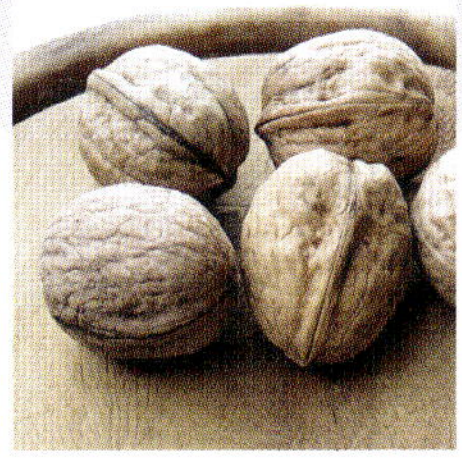

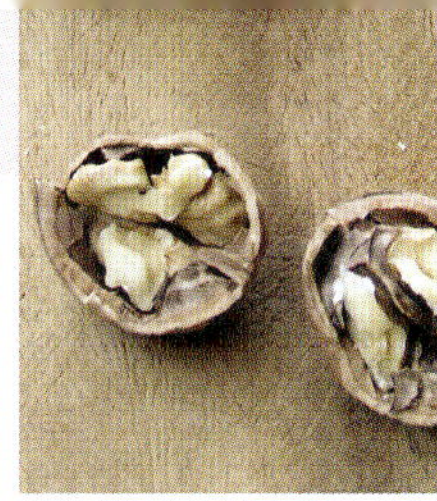

Grödner-Ladinischer Pflanzenname:

cucia

Familie:

Walnussgewächse (Juglandaceae)

Deutsche Volksnamen:

Nuss, Walnuss, Welsche Nuss

Aussehen:

Der Nussbaum wird bis zu 30 m hoch.
Die Blätter sind unpaarig gefiedert, anfangs etwas rötlich, dann grün.
Die weiblichen Blüten sind zu endständigen Ähren, die männlichen Blüten zu blattachselständigen Kätzchen an den diesjährigen Zweigen vereinigt.
Die Blätter haben einen leichten, angenehmen Geruch.
Die Nüsse haben einen intensiven Geschmack.

Vorkommen:

In Eurasien, Nordamerika und in den nördlichen Anden. Der Nussbaum stammt aus Südosteuropa, Kleinasien.
Er liebt sonnige und milde Lagen mit tiefgründigen, nährstoffreichen Böden und ist sehr kälteempfindlich. Bis etwa 1000 m.

Verwechslungen:

Der Walnussbaum und seine Früchte können kaum mit anderen Pflanzen verwechselt werden.

Blütezeit:	Erntezeit:
Mai bis Juni, bevor die Blätter erscheinen	Früchte (Nüsse): September bis Oktober

Heilkräftige Pflanzenteile:

Die Früchte.

Wirkstoffe:

Cholin, Eisen, Eiweiß, Fluorid, Folsäure, Lecithin, Linolensäure, Linolsäure, Kalium, Kupfer, Magnesium, Mangan, Selen, Vitamin B1, B6, E.

Medizinische Eigenschaften:

Blutbildend, herzregulierend, stimulierend.

Volksmedizin, Volksglaube und Volksaberglaube

Anwendung: Innerlich.

Walnüsse stärken das Gehirn und das Gedächtnis. Schon das Aussehen der gewundenen Walnusskerne erinnert an ein Gehirn. Die Kerne helfen unserem Denkorgan mit ihrer idealen Kombination aus B-Vitaminen, Lecithin, Cholin, Magnesium und Omega-3-Fettsäuren schnell auf die Sprünge.
Die in Walnüssen enthaltenen Omega-3-Fettsäuren senken das Risiko von Herzerkrankungen. Nur eine Hand voll Walnüsse täglich senken messbar den Cholesterinspiegel und reduzieren damit das Herzinfarktrisiko.
50 g Walnüsse decken den Tagesbedarf eines Erwachsenen an so genannten Omega-3-Fettsäuren, die der Körper nicht selbst produzieren kann. Omega-3-Fettsäuren gehören zur Gruppe der ungesättigten Fettsäuren, die im Organismus so genannte freie Radikale abfangen und diese für die Zellen unschädlich machen können.

Eine gesunde und ausgewogene Ernährung mit Walnüssen kann also einen großen Beitrag zur Gesunderhaltung unseres Körpers leisten. Am Abend soll man das Verzehren von Nüssen vermeiden (dazu ein Volksspruch: „Am Morgen sind Nüsse Gold wert, zu Mittag Silber und am Abend Blei").

In der Küche:

Ob pur zum Knabbern, mit Müsli und Jogurt vermischt oder auf dem Salat – eine Hand voll Walnüsse lässt die Leistungskurve von Kopfarbeitern schnell wieder ansteigen.
Zudem liefern die Walnüsse ein wertvolles Speiseöl.

Interessantes:

Der botanische Gattungsname Juglans stammt aus dem Lateinischen. Die Römer nannten die Walnuss ‚Iovis glans' – dem ‚Jupiter geweihte Frucht'. Der Artname regia heißt ‚königlich' (königliche Nuss). Und das sagt schon einiges über die Wertschätzung aus, die den leckeren Nüssen seit alters entgegengebracht wird.

Wegerich: Breitwegerich; Mittlerer Wegerich; Spitzwegerich

Plantago: Plantago major L.; Plantago media L.; Plantago lanceolata L.

Grödner-Ladinische Pflanzennamen:

a) piscianliet
b) ierba dla baujies

Familie:

Wegerichgewächse (Plantaginaceae)

Deutsche Volksnamen:

a1) Großer Wegerich (Plantago major) und
a2) Wiesenwegerich (Plantago media)
b) Herr des Weges, Lungenkraut, Rossrippe, schmalblättriger Wegerich (Plantago lanceolata)

Aussehen:

Der Wegerich ist 10 bis 60 cm hoch.
Die Blätter sind in einer grundständigen Rosette angeordnet und parallelnervig.
Die Blüten kommen als dichte walzige Ähren auf einem unverzweigten Schaft vor.
a1) Die Blätter des Spitzwegerichs sind lanzettlich, der ährenförmige Blütenstand ist kurz und bräunlich mit langen weißgelblichen Staubfäden.
a2) Die Blätter des Mittleren Wegerichs sind breit-elliptisch, sitzend oder kurz gestielt. Die Ähre ist ziemlich kurz, weißlich bis lila und duftend.
b) Die Blätter des Breitwegerichs sind breit-eiförmig, lang gestielt und kahl bis leicht behaart. Die Ähre ist lang und oft rötlich.
Die Blätter und die Wurzeln sind fast geruchlos. Sie haben einen salzigen, zusammenziehenden Geschmack.

Vorkommen:

In ganz Europa; weltweit verschleppt.
Auf Wiesen und Weiden, an Wegen und Wiesenpfaden, auf Schuttplätzen und Feldern.
Bis über 2000 m.

Verwechslungen:

Es gibt mehrere Wegericharten. Sie haben alle parallelnervige Blätter. Die bei uns am häufigsten vorkommenden Arten sind der Spitz-, der Breit- und der Mittlere Wegerich.
Verwechslungen sind nicht sehr bedeutend, da die Heilwirkungen der verschiedenen Arten recht ähnlich sind.
In Gröden ist der Spitzwegerich der bekannteste.

Blütezeit:	Erntezeit:
Mai bis September	Blätter: Frühjahr bis beginnende Blüte Wurzeln: ab Mitte August bis Ende Oktober

Heilkräftige Pflanzenteile:

Die Blätter, die ganze Pflanze mit Wurzel. Rasch trocknen. Nur grün gebliebene Blätter verwenden.

Wirkstoffe:

Ätherisches Öl, Aucubin mit antibiotischer Wirkung, Gerbstoffe, Glykosid, Kieselsäure, Kohlenhydrate, Mineralsalze, Saponine, Schleimstoffe, Schwefel, Vitamin A, C und K, Zucker.

Medizinische Eigenschaften:

Adstringierend, antiseptisch, auswurffördernd, blutreinigend, entzündungshemmend, erweichend, harntreibend, hautstärkend, hustenbekämpfend, schmerzlindernd, tonisch, wundheilend, zirkulationsfördernd.

Volksmedizin, Volksglaube und Volksaberglaube

Anwendung: Innerlich und äußerlich.

Der grödner-ladinische Name *piscianliet* (*piscé* = pinkeln, *liet* = Bett) kommt daher, dass die Pflanze früher schon gegen Erkrankungen der Blase verwendet wurde.

Der Wegerich ist eine der besten blutreinigenden Heilpflanzen.
Diese Pflanze ist auch harntreibend und reinigt als Frischsaft und Tee auch die Lunge, die Leber, den Magen und den Darm.
Er wirkt als Tee und Frischsaft stoffwechselanregend bei Frühjahrs- und Blutreinigungskuren.
Der Presssaft wird am Tag mehrmals wie folgt eingenommen: 1 Esslöffel Saft mit einem halben Esslöffel Wasser verdünnen und einnehmen.

Der frische Saft in die Augen geträufelt stärkt dieselben. Er hilft auch in die Ohren geträufelt gegen Ohrenschmerzen.

Wegerichtee und Wegerichsirup sind für Lungenschwache, bei Heiserkeit, Erkältungen oder bleichem Aussehen, bei unreiner Haut, für Personen, die häufig an Husten leiden, und für schwächliche Kinder zu empfehlen.

Den Wegerichtee kann man zum Gurgeln bei Hals- und Zahnschmerzen einsetzen. Bei Zahnschmerzen kann man auch frische Blätter kauen.

Wegerichtee:
1 bis 2 Teelöffel der Droge mit $^1/_2$ Liter kochendem Wasser übergießen und 15 Minuten ziehen lassen.
Täglich 2 bis 3 Tassen schluckweise einnehmen.

Wegerichsirup:
Einen Topf mit Wegerich (frisch oder getrocknet) füllen, zwei Hand voll Wacholderbeeren oder -zweige dazugeben und drei Stunden lang mit viel Wasser kochen lassen. Das Ganze durch ein Leinentuch abseihen und das darin Zurückgebliebene gut ausdrücken. Zucker hinzugeben (je nachdem, wie süß man den Sirup haben möchte) und noch einige (max. sieben) Stunden lang köcheln lassen.
In Flaschen abfüllen und im Kühlen lagern. Wenn man eine Flasche öffnet, soll man den Sirup innerhalb einer Woche trinken, da er nicht länger hält. Jeden Tag vor dem Frühstück ein Glas davon trinken. Der Geschmack des Sirups ist sehr angenehm.

Durch das Auflegen frischer zerdrückter Wegerichblätter heilen Wunden und Schnitte schnell.
Bei Drüsenanschwellung soll man frische zerdrückte Wegerichblätter auflegen und darüber einen Wollschal geben.
Bei Insektenstichen nehmen frische und zerdrückte aufgelegte Wegerichblätter schnell den Schmerz und den Juckreiz.
Wenn man keine frischen Blätter zur Verfügung hat, kann man auch Umschläge mit Wegerichtee machen.

In der Küche:

Die frischen Blätter kann man auch in Salate und Suppen geben.

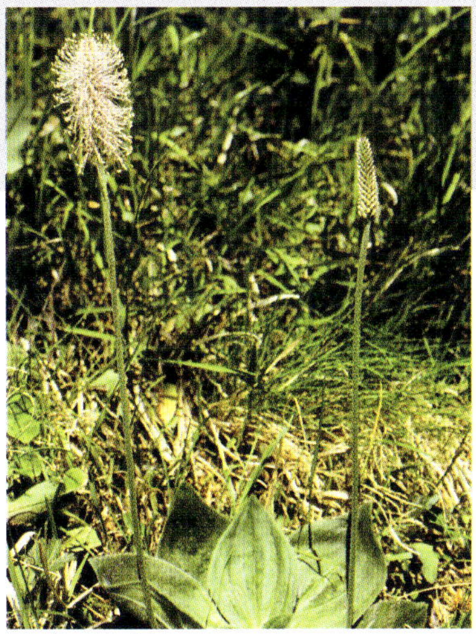

Breitwegerich

ACHTUNG!

Der Wegerichpollen ruft häufig allergischen Schnupfen hervor.

Die befragten Personen erzählten, dass sie als Kinder den Wegerich zum Spielen genommen haben: Sie nahmen ein Blatt und hielten es mit beiden Händen. Dann rissen sie es auseinander. Es gewann jene Person, bei der vom Blatt die längsten Blattnerven hervorschauten.
Man erzählte mir auch, dass man zur Person, die das Blatt mit den längsten Nerven hatte, sagte, sie mache ins Bett oder sie pinkle am längsten.

Interessantes:

Diese Pflanze wächst und breitet sich schnell in Wiesen und an Weg- und Straßenrändern aus (Unkraut).

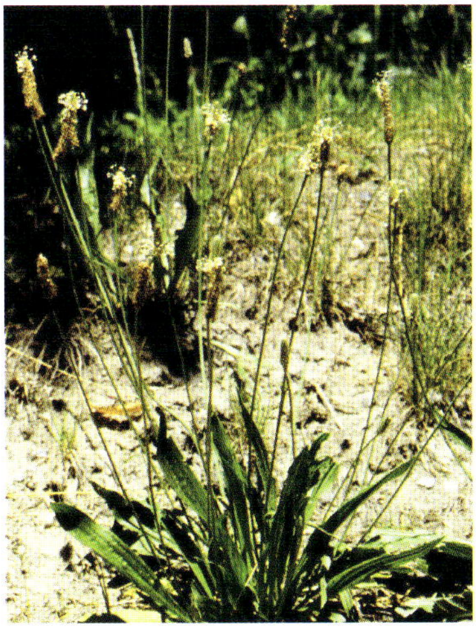

Spitzwegerich

Augentrost, Echter/Gemeiner

Euphrasia rostkoviane Hayne

Grödner-Ladinische Pflanzennamen:

flëures dal lat
ciof dala nëif

Familie:

Rachenblütler/Braunwurzgewächse (Scrophulariaceae)

Deutsche Volksnamen:

Augenblume, Augenkraut, Augentrost, Magentrost, Milchdieb

Aussehen:

Der Augentrost ist eine einjährige Pflanze, die 5 bis 20 cm hoch wird.
Der Stängel ist aufrecht und mehr oder weniger verzweigt.
Die Blätter sind spitz-eiförmig, graugrün, gegenständig, flaumhaarig und gezähnt.
Die Blüten sind weiß und besitzen eine kurze Oberlippe mit blauen bis violetten Längsstreifen und eine dreilappige Unterlippe mit einem gelben Fleck an deren Grund.
Die Wurzeln sind mit Saugorganen ausgestattet, die auf den Wurzeln benachbarter Wirtspflanzen haften (Halbschmarotzer).
Der Geschmack ist bitter, würzig.
Der Geruch ist angenehm, jedoch schwach.

Vorkommen:

In Europa fast überall, in den Balkanländern und auch in Russland.
An Waldrändern, auf Wiesen und Weiden.
Bis etwa 3000 m.

Verwechslungen:

Es gibt etwa 20 Euphrasia-Arten. Doch das ist für den Gebrauch des Heilmittels bedeutungslos, da alle Arten medizinisch gesehen gleich sind.
Der Augentrost kann wegen seiner typischen Blüten, die wie kleine Augen aussehen, kaum mit anderen Rachenblütlern verwechselt werden.

Blütezeit:	Erntezeit:
Juli bis Oktober	Ganzes, blühendes Kraut: Juli bis Oktober

Heilkräftige Pflanzenteile:

Das ganze, blühende Kraut ohne Wurzel (frisch und getrocknet).
Rasch und gut im Schatten trocknen. Gut vor Feuchtigkeit schützen.

Wirkstoffe:

Ätherisches Öl, Bitterstoffe, Farbstoffe, Gerbstoffe, das Glykosid Rhynanthin (= Aucubin), Harz, Salze, Zucker.

Medizinische Eigenschaften:

Adstringierend, antiseptisch, entzündungshemmend, hautstärkend, magenstärkend, schleimlösend, schmerzlindernd.

Volksmedizin, Volksglaube und Volksaberglaube

Anwendung: Innerlich und äußerlich.

Augentrost ist vor allem wegen seiner Heilwirkung bei folgenden Beschwerden bekannt: Augenbindehautentzündung, Augenlidentzündung, Augenschwäche, Augenbrennen, Ermüdungserscheinungen, Gerstenkorn, grüner Star, Hornhautflecken, Lichtscheu und Tränensackentzündung. Diese Pflanze dient also zur Stärkung der Augen und auch als Vorbeugemittel.
Weniger bekannt ist, dass der Augentrost auch bei den Erkrankungen der Atmungsorgane, wie bei Bronchitis, Grippe, Husten und Schnupfen, verwendet werden kann, wie auch bei Heufieber und Heuschnupfen (ständiges Tränen der Augen), Magen- und Darmschmerzen und Verdauungsstörungen.
Der Tee wird ungesüßt bei Hautunreinheiten getrunken.
Auch für Sitzbäder bei Entzündungen des Unterleibs wird der Augentrost verwendet.

Augentrost-Tee:

1 Teelöffel des geschnittenen Krautes mit $^1/_4$ Liter kaltem Wasser übergießen, zum Sieden bringen und dann noch 2 Minuten ziehen lassen (ja nicht länger!). Gibt man eine Messerspitze Kochsalz zu dem abgeseihten Tee, erhöht sich die Verträglichkeit am Auge, weil er

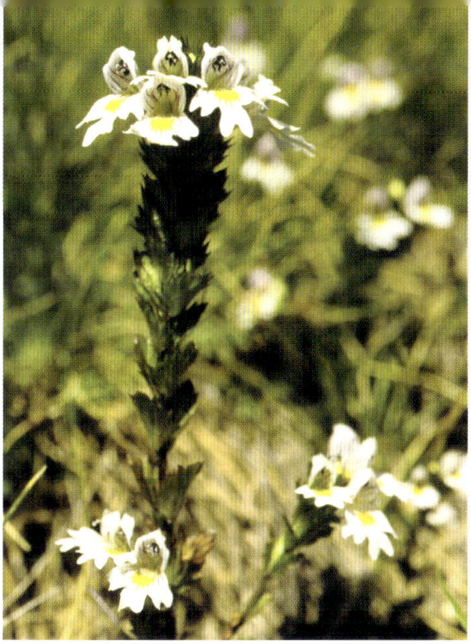

auf diese Weise dem Salzgehalt der Tränenflüssigkeit angeglichen wird.
Der Tee wird als entzündungshemmendes Mittel vor allem für Umschläge bzw. für Augenbäder verwendet. Er kann aber auch, zur Unterstützung der Heilwirkung durch die äußere Anwendung, getrunken werden (maximal 2 Tassen am Tag, morgens und abends).
Der Tee, als Augenbad oder Umschlag, darf nicht ein zweites Mal verwendet werden. Man muss immer einen frischen bereiten!
Man taucht ein Stück Leinenstoff in den Tee und legt es immer wieder frisch auf die Augen auf. Man darf es aber nicht eilig haben und sollte die Prozedur mehrere Male für etwa 30 Minuten wiederholen.
Warme Augenbäder soll man 2-mal täglich durchführen.
Es werden immer beide Augen behandelt, denn auch wenn nur ein Auge schwach ist, wird dadurch das zweite ebenfalls in Mitleidenschaft gezogen!

Man kann auch Augenwasser herstellen:
50 g Augentrostkraut zerquetschen und mit Wasser übergießen. In ein breithalsiges Glasgefäß geben und gut zugedeckt an einem warmen Ort stehen lassen. Dann abseihen und in eine Flasche geben. Kühl und dunkel lagern. Dieses Mittel hilft vor allem bei tränenden und müden Augen. Abends einige Tropfen davon in die Augen träufeln.

Man erzählte mir folgende Beobachtung: Vor vierzig Jahren wuchs der Augentrost erst im Herbst, nach der letzten Heumahd. Jetzt wächst er schon nach der ersten Heumahd, im Juni.

ACHTUNG!

Beim Augentrost handelt es sich nicht um eine harmlose Heilpflanze, denn das Glykosid Rhynanthin kann verschiedene Vergiftungserscheinungen wie z. B. Kopfschmerzen und Schwindelgefühle auslösen. Bei Überdosierung kann es sogar zur Verschlimmerung des Augenleidens nach Anwendung des Augentrostes kommen.
Deshalb gilt: Nur bei genauer Befolgung der Dosierungsanweisung ist ein Heilerfolg zu erwarten; bei richtigem Gebrauch besteht keinerlei Gefahr von unerfreulichen Nebenerscheinungen. Selbstbehandlung nur in leichten Fällen: bei leichter Bindehautreizung, Übermüdung oder Stärkung der Sehkraft. Ansonsten muss man sich immer den Rat eines Arztes einholen.

Zum Namen *ciof dala nëif* (*ciof* = Blume; *nëif* = Schnee) kommt diese Pflanze wahrscheinlich deshalb, weil es im Volksmund heißt: Wenn die ersten Blüten an der Spitze des Stängels erscheinen, so kommt ein früher Winter. Man sagt auch, dass eine reiche Augentrostblüte einen strengen Winter prophezeit.
Flëures dal lat kann mit folgender Erklärung für den deutschen Namen ‚Milchdieb' in Verbindung gebracht werden: Der Name ‚Milchdieb' kommt daher, dass diese Pflanze ein Halbschmarotzer ist und durch ihre Saugwurzeln den Wiesengräsern die Mineralsalze abzieht, folglich dem Vieh das Futterangebot herabsetzt und dieses weniger Milch erzeugt.

Der Augentrost kommt im Weihbuschen vor. (siehe *Johanniskraut, Echtes*).

Interessantes:

In der vorgeschichtlichen Zeit und der Antike hatte in der Medizin die Signaturenlehre eine sehr starke Bedeutung. Die Lehre besagt, dass man an den äußeren Eigenschaften der Pflanze, wie Farbe und Form, die Heilwirkung derselben erkennen kann. So erklärte man den Augentrost wegen seiner augenähnlichen Blüten zum Augenheilkraut. Oft irrte diese Lehre, behielt bei dieser Pflanze aber recht.

Eberesche

Sorbus aucuparia L.

Grödner-Ladinischer Pflanzenname:

menester
die Früchte: pomacians

Familie:

Rosengewächse (Rosaceae)

Deutscher Volksname:

Vogelbeerbaum

Aussehen:

Diese Pflanze kommt als Strauch oder als Baum (bis zu 15 m hoch) mit ziemlich lockerer Krone und behaarten Knospen vor.
Die Blätter sind wechselständig, gestielt, unpaarig gefiedert, mit 9 bis 19 lanzettlichen, scharf gesägten Fiederblättchen.
Die weißen Blüten sind klein und kommen in Doldenrispen vor.
Die orange bis scharlachroten Früchte sind beerenartig, ca. 1 cm dick und kugelig.
Der Geruch der Blüten ist sehr stark, die Beeren riechen nur schwach.
Der Geschmack der Beeren ist süßlich, herb.

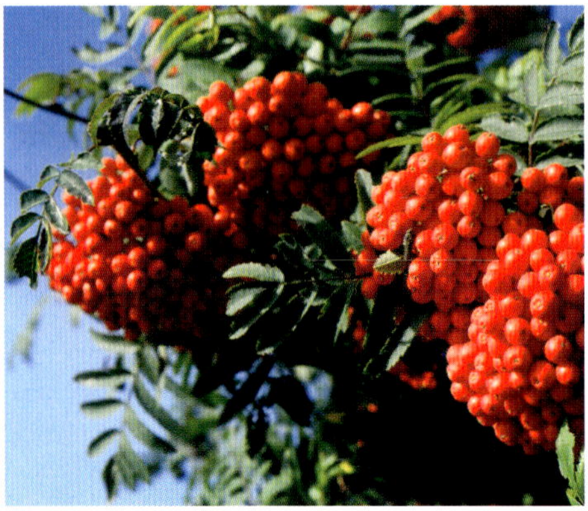

Vorkommen:

In Europa, außer im engeren Mittelmeerraum.
An Wegen und Waldrändern.
Bis 2400 m.

Verwechslungen:

Die Eberesche könnte wegen der Ähnlichkeit im Namen mit der Esche (Fraxinus excelsior L.) verwechselt werden. Doch gehört die Esche einer anderen Pflanzenfamilie an, nämlich den Ölbaumgewächsen (Oleaceae). Zudem sind ihre Blüten bräunlich, die Früchte sind geflügelte Nüsse in hängenden Rispen und die Blätter eiförmig und nicht lanzettlich wie die der Eberesche.

Blütezeit:	Erntezeit:
Juni bis Juli	Beeren: Juli bis September

Heilkräftige Pflanzenteile:

Die Beeren (getrocknet oder gekocht).

Wirkstoffe:

Apfel-, Bernstein-, Weinstein- und Zitronensäure, Calcium, Eisen, Kalium, Magnesium, Phosphor, Gerbstoff, Parasorbinsäure, Pektin, Provitamin A, Vitamin C, Zucker.

Medizinische Eigenschaften:

Abführend, antiseptisch, blutreinigend.

Volksmedizin, Volksglaube und Volksaberglaube

Anwendung: Innerlich.

Die rohen Beeren sind ungenießbar und stark abführend. Doch können sie als Marmelade mit Zucker eingekocht werden.

Mit ihnen stellt man auch Branntwein und sehr gesunden Sirup her.

Bei den Kindern sind die Beeren als ‚Schießkugeln' sehr beliebt: Sie werden in kleine Röhren gegeben, in die dann fest hineingeblasen wird, sodass die Beeren weit hinausgeschleudert werden.

Interessantes:

Die Früchte wurden früher zum Anlocken und Fangen von Vögeln benutzt. Darauf verweisen der Name ‚Vogelbeere' und der lateinische Artname *aucuparia* (Vogelfang).

Edelweiß

Leontopodium alpinum Cass.

Grödner-Ladinische Pflanzennamen:

stëila da mont
stëila dla Elpes
edelbeis

Familie:

Korbblütler (Compositae)

Deutscher Volksname:

Edelweiß

Aussehen:

Diese Pflanze wird 5 bis 15 cm hoch.
Der Stängel ist aufrecht, unverzweigt und dicht wollig.
Die länglich-lanzettlichen Blätter sind vor allem auf der Unterseite weißfilzig behaart.
Seine Köpfchen sind 5 bis 6 mm lang, rundlich, mit wenigen, ausschließlich röhrenförmigen Blüten, in einem endständigen Köpfchenstand mit großen, weißfilzigen, sternförmig angeordneten Hochblättern zusammengefasst.
Das Edelweiß ist fast geruchlos.
Der Geschmack ist leicht bitter.

Vorkommen:

In fast allen Gebirgen Europas.
Auf Felswänden und Berghängen, auch kultiviert.
Das Edelweiß liebt kalkhaltige, nährstoffreiche Böden.
Bis etwa 3000 m.

Verwechslungen:

Wegen der kennzeichnenden großen, weißfilzigen, sternförmig angeordneten Hochblätter kann das Edelweiß kaum mit anderen Pflanzen verwechselt werden.

Blütezeit:	Erntezeit:
Juni bis August	Ganzes Kraut: Juni bis August

Heilkräftige Pflanzenteile:

Alles außer der Wurzel.

Wirkstoffe:

Flavonoide, Phenylpropanderivate, Tannine.

Medizinische Eigenschaften:

Entzündungshemmend, windtreibend.

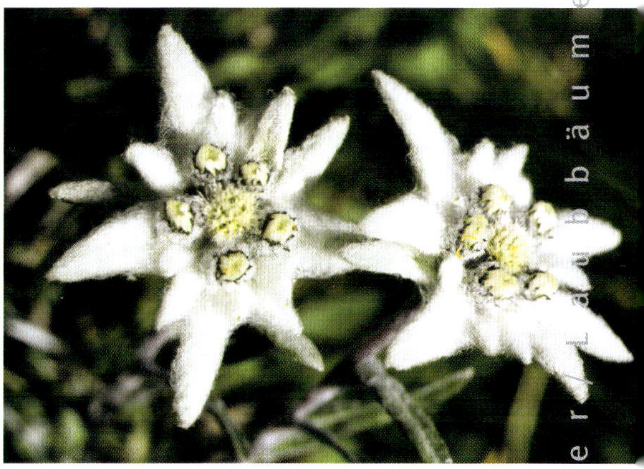

Volksmedizin, Volksglaube und Volksaberglaube

Anwendung: Innerlich und äußerlich.

Früher wurden diese Blumen gepflückt, aufgehängt und getrocknet. Manchmal passierte es, dass beim Melken keine Milch herauskam. Dazu sagt man im Grödnerischen: *la vacia ie mantia* (= die Kuh gibt keine Milch). In solchen Fällen kochte man Edelweiß im Wasser und gab es in einen Eimer. Dann wurde ein Tuch in das Wasser getaucht und auf das Euter der Kuh gelegt. Das half gegen die Entzündung.

Edelweißtee hilft gegen Blähungen und Bauchschmerzen.

Interessantes:

Die Idolisierung dieser Alpenpflanze hat bewirkt, dass sie unter strengsten Naturschutz gestellt werden musste, da sie nur mehr sehr selten vorkam und vom Aussterben bedroht war.

Holunder, Schwarzer

Sambucus nigra L.

Grödner-Ladinischer Pflanzenname:
fauch fosch

Familie:
Geißblattgewächse (Caprifoliaceae)

Deutsche Volksnamen:
Holder, Holer, Holler, Holunder

Aussehen:
Der Holunder ist ein bis über 7 m hoher Strauch oder Baum.
Die Rinde ist warzig und riecht, wie auch die Blätter, unangenehm. Am Stamm ist sie hellbraun bis grau, an den jungen Zweigen grün.
Die Zweige enthalten weiches, weißes Mark und sind zerbrechlich.
Die Blätter sind unpaarig gefiedert, mit 5 bis 7 großen, länglichen, gesägten Fiederblättchen.
Die Blüten sind weiß bis gelbweiß und stehen in flachen, schirmförmigen, reich- und dichtblütigen, endständigen Trugdolden.
Die Beeren sind schwarzviolett.
Die Blüten sind stark duftend.
Der Geschmack der Blüten ist gewürzhaft, etwas säuerlich.
Die Blätter, die Mittelrinde und zum Teil die Wurzeln riechen eher etwas abstoßend und schmecken etwas bitter.

Vorkommen:
In Europa, außer im hohen Norden. In Kleinasien, Westsibirien und im Kaukasus.
An Hecken, in Gebüschen und Gärten, an Waldrändern, Mauern und Flussufern.
Bis 1300 m.
Im oberen Grödnertal wächst der Holunder nur in St. Ulrich und in den niederen Lagen von St. Christina. Die anderen Orte sind zu hoch gelegen.

Verwechslungen:
Traubenholunder oder Roter Holunder (Sambucus racemosa L.). Aber die Blüten dieser Art kommen in eiförmigen, rispigen, dichtbehaarten Trugdolden vor und die Früchte sind scharlachrot. Die Beeren sind leicht giftig.

Blütezeit:	Erntezeit:
Mai bis Juli	Blüten und Blätter: Mai bis Juni Beeren: Herbst

Heilkräftige Pflanzenteile:
Alles: die reifen Beeren, die Blätter, die Blüten, die Rinde und die Wurzel.
Blätter, Blüten und Beeren werden im Schatten getrocknet.

Wirkstoffe:
Die Blüten enthalten ätherisches Öl, Cholin, Flavonoide, Gerbstoffe, Harz, Rutin (kapillarabdichtend), Sambunigin (Blausäureglykosid), Saponine, organische Säuren: Apfel-, Baldrian- und Weinsäure, Schleim, Zucker.
Die ausgereiften Beeren enthalten ätherisches Öl, Bitterstoffe, Flavonglykoside, Gerbstoffe, Gummi, Harz, Mineralstoffe, organische Säuren: Apfelsäure und Baldriansäure, Wachs, Vitamin A1, B, B1, B2, C, J und Zucker.
Die Holunderblätter enthalten Emulin, Invertin, ziemlich viel Kaliumnitrat, Saccharose, den Heilstoff Sambucin und noch eine Reihe wirksamer, noch nicht näher erforschter Heilstoffe.

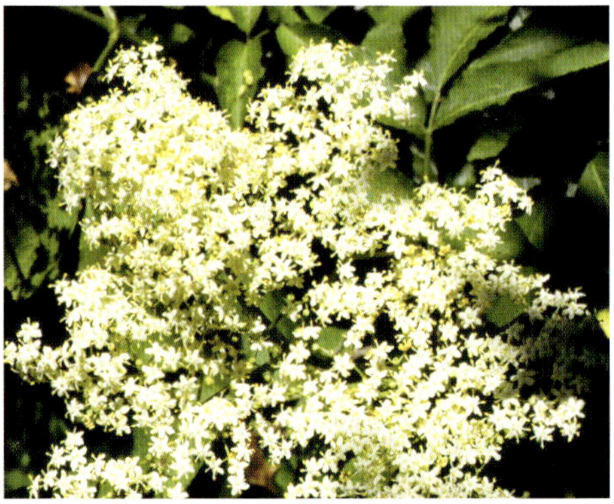

Medizinische Eigenschaften:
Blüten: antiseptisch, atemregulierend, blutreinigend, entzündungshemmend, erweichend, fiebersenkend, geruchbindend, harntreibend, hustenbekämpfend, schweißtreibend.
Beeren: abführend, antiseptisch, appetitanregend, blutreinigend, entzündungshemmend,

erweichend, fiebersenkend, hustenbekämpfend.
Blätter: adstringierend, blutreinigend, entzündungshemmend, harntreibend, schmerzlindernd.
Rinde: abführend, brechreizerzeugend, harntreibend, schmerzlindernd.
Wurzel: schmerzlindernd, stark harntreibend.

Volksmedizin, Volksglaube und Volksaberglaube

Anwendung: Innerlich und äußerlich.

Blüten

Holunderblüten mobilisieren die körperlichen Abwehrkräfte, sie sind ein Vorbeugungsmittel.

Der Aufguss der Blüten wirkt schweißtreibend und wird bei fiebrigen Erkrankungen angewandt. Möglichst heiß getrunken, ist er bei Erkrankungen der Atmungsorgane, wie Atemnot, Asthma, Bronchitis, Husten, Keuchhusten, beginnender Lungenentzündung, Tuberkulosebehandlung, bei Katarrhen mit und ohne Fieber, bei heftigem Schnupfen, bei Grippe, aber auch bei Masern, Scharlach und allen rheumatischen Erkrankungen zu empfehlen.
Da man vor allem im Winter an Grippe, Husten und Fieber leidet, sollte man nicht vergessen im Frühling und Sommer die Blüten zu pflücken, zu trocknen und für die kälteren Jahreszeiten kühl und trocken aufzubewahren.

Der reine Blütentee nimmt die Ohrenschmerzen, wenn man ihn lauwarm ins Ohr träufelt.

Er lindert ebenso die Zahnschmerzen, wenn man ihn einige Minuten warm im Mund behält.

Zubereitung des Tees:
2 gehäufte Teelöffel Holunderblüten mit $^{1}/_{4}$ Liter kochendem Wasser übergießen und 10 Minuten ausziehen lassen.
Wenn man ihn als Schwitztee benutzen will, muss man etwa $^{1}/_{2}$ Liter davon heiß trinken.
Halb so stark aufgebrüht und nur lauwarm getrunken, kann man den Tee zur Vorbeugung verwenden oder gegen rheumatische Beschwerden kurmäßig trinken (3 Wochen lang 3-mal täglich 1 Tasse Tee).

Wenn man geschwollene oder müde Füße hat, hilft ein Fußbad mit den Blüten: Man nimmt 5 Holunderblüten und eine Hand voll Pfefferminze und kocht sie auf. Dann lässt man das Ganze abkühlen und gibt es in das Fußbadwasser. Darin bleibt man 10 Minuten.
Die schweiß- und harntreibende Eigenschaft des Blüten-Tees macht ihn zum Reinigungsmittel bei Hautunreinheiten und üblem Körpergeruch.

Bei Heiserkeit, Brustkatarrh und ebenso bei Halsentzündungen wird das Übergießen der Blüten mit kochender Milch empfohlen.

Gesund ist auch der Holundersirup:
Man nimmt 20 Blüten und gibt sie in einen großen Topf oder einen anderen Behälter. Man kocht 2 Liter Wasser mit 2 Litern Zucker auf und gießt es dann über die Blüten. Man lässt das Ganze eine Nacht stehen dann gibt man 50 g Zitronensäure dazu und lässt das Ganze noch eine Nacht stehen. Danach wird es kurz aufgekocht, heiß in Flaschen gefüllt und luftdicht verschlossen.

In der Küche:

Süßspeise
Herausgebackene Holunderblüten:
Zutaten:
2 Eier
2 Löffel Bier
1 Löffel Zucker
3 Löffel Milch
4 Löffel Mehl
eine Messerspitze Backpulver
eine Prise Salz

Zubereitung:
Alle Zutaten werden zu einer einheitlichen Masse verrührt. Dann taucht man die Blüten kurz in den Teig und backt sie in heißem Öl. Man isst sie warm und mit Zucker bestreut.

Statt Apfelschmarren kann man Holunderblütenschmarren machen.

Beeren

In Gröden kennt jeder die *ëurasolza*, die ‚Holersulze'.
Die Holersulze ist ein sehr gutes Heilmittel bei Fieber.
Gegen Husten wird die Holersulze entweder pur oder mit Milch verdünnt, erhitzt und löffelweise eingenommen.
Bei Entzündungen des Rachenraumes wird Folgendes empfohlen: Holersulze, etwas Butter, Honig und Schnaps verrühren, leicht erwärmen und einen Löffel davon einnehmen. Bei Kindern sollte man den Schnaps weglassen.

Holersulze:
Die Beeren in eine große Pfanne geben (Menge: eine große Pfanne voll). Auf kleinem Feuer aufsetzen, bis man sieht, dass der Saft herauskommt. Pürieren und das, was herauskommt, noch einmal kochen, bis es dickflüssig wird. Am Ende Zucker hinzugeben (Menge: für eine große Pfanne Beeren eine große Tasse Zucker) und so lange kochen lassen, bis dieser zergangen ist. Immer rühren.

Die Holersulze wird auch zu bestimmten Speisen gegessen.

Holermus:
Die reifen Beeren werden in Wasser gekocht und durch ein Sieb gepresst.
Man kann sie auch mit Apfelscheiben kochen und etwas süßen. Diese Speise, kalt oder warm genossen, schmeckt nicht nur gut, sondern wirkt auch stuhlgangfördernd und blutreinigend.

Das Mus der vitaminreichen schwarzen Beeren gibt einen feinen Brotaufstrich. Dieser reinigt ordentlich gleichzeitig Magen und Darm.

Auch der Holunderwein aus reifen Beeren wird hoch gepriesen. Er erfrischt und baut nach körperlicher oder geistiger Überanstrengung auf, er regelt leicht den Stuhlgang, reinigt das Blut, stillt das Bauchgrimmen, die Darmkoliken, ist appetitanregend und behebt Kreislaufstörungen. Wenn eine Grippe, Bronchitis oder gar eine Lungenentzündung im Anzug ist, ist der Holunderwein, als warmer Glühwein getrunken, das beste Gegenmittel.

Sehr schmackhaft ist der Holunderlikör:
1 kg gut gereifter Beeren mit 1 Liter Wasser 2 Stunden lang aufkochen. Das Ganze durch ein Tuch seihen und das, was herauskommt, noch einmal mit einem Kilo Zucker oder Honig eine Stunde lang aufkochen. Abkühlen lassen und 250 g Schnaps (Branntwein) dazugeben.

Ein anderes Rezept für Holunderlikör lautet:
5 kg Holunderbeeren 4 Stunden lang in 1 Liter Wasser kochen, und zwar so, dass sie nicht anbrennen. Beeren abseihen und das Wasser in den Topf zurückgeben. Das Ganze wieder 4 Stunden lang mit Zucker weiterkochen, dann abkühlen lassen. Am darauf folgenden Tag wieder wärmen und, wenn es beginnt lauwarm zu werden, langsam 1 bis 1 ½ Liter Branntwein dazugeben, je nachdem, wie groß die Menge ist. Das Feuer ausmachen und den Likör abfüllen. Mit 5 kg Beeren kann man 5 Liter Likör herstellen.
Zubereitungszeit: 8 Stunden.
Das Ganze muss 8 Stunden kochen, weil der Holunderlikör sonst verdirbt. So hält er länger als ein Jahr.

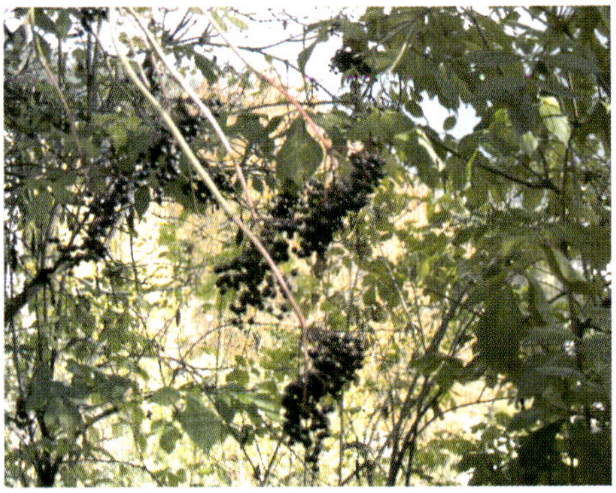

Der Holunderlikör ist gut bei Erkältungen oder wenn man fühlt, dass man krank wird. In solchen Fällen wird empfohlen, den Likör mit heißem Wasser zu vermischen und vor dem Schlafengehen einzunehmen.

Die Früchte sind bei Erkältungskrankheiten zu empfehlen:
Als Holersulze oder Holermus.
Als Tee mit frischen oder getrockneten Beeren.
Als gekochter Saft der Beeren.
Als Konfitüre esslöffelweise eingenommen sind sie bei Bronchialkatarrh zu empfehlen, haben aber auch eine leicht abführende Wirkung.

Holunderbeerenmarmelade:
Zutaten:
1 kg gut gereifte Beeren
1/2 kg Birnen
400 g Zucker
Zitronenschale
1 Zimtstange

Zubereitung:
Die Beeren werden mit einer Gabel von den Stängeln gestreift und mit den anderen Zutaten 30 Minuten lang gekocht. Danach in sterilisierte Gläser füllen.

Blätter, Rinde und Wurzel

Mit den ersten, ganz jungen Blättern im Frühling kann man einen blutreinigenden Tee machen. Man nimmt einige Blätter und schneidet sie sehr fein auf. Dann lässt man sie zehn Minuten lang kochen. Damit die Kur richtig wirkt, sollte sie fünf Wochen lang durchgeführt werden, eine Tasse Tee am Tag. Diese trinkt man eine halbe Stunde vor dem Frühstück.

Die frisch gepflückten Blätter kann man auch zerquetschen und in so viel Milch leicht aufkochen, dass durch Zerstampfen ein dicker Brei entsteht. Dieser Brei wird als wohltuende Auflage bei Brandwunden und blutenden Hämorrhoiden verwendet und lindert Schwellungen und Entzündungen.

In der Wurzel steckt eine ganz große Heilkraft, zudem wirkt sie brechreizerzeugend und abführend. Sie ist deshalb mit Vorsicht zu verwenden. Aus ihr bereitet man einen starken Tee gegen jede Form von Wassersucht. Größere Mengen davon lösen starken Durchfall, Erbrechen, Magen- und Darmentzündungen und sogar Nierenentzündungen aus.

Richtige Dosierung: 1 schwacher Teelöffel für 1 Tasse, nicht mehr als 2 kleine Tassen am Tag schluckweise in Abständen trinken.

Rinde und Blatt als Tee sind auch bei Harnverhaltung und Wassersucht zu empfehlen.

Auch bei Rheuma und Gicht verwendet man Rinde und Blatt sowie die Blüten.

Mit der Rinde und der Wurzel kann man einen guten Tee machen, der gegen Nierenleiden und Wassersucht zu empfehlen ist:
Rinde und Wurzel werden aufgeschnitten und 15 Minuten lang, am besten in Wein, gekocht.

ACHTUNG!

In angegebener Dosierung ist bei der Verwendung der Blüten keine Nebenwirkung zu befürchten.
Vorsichtiger sollte man Blätter und Rinde verwenden, da gelegentlich Magen- und Darmreizungen beobachtet worden sind.
Auch bei der Verwendung der Wurzel ist Vorsicht geboten (siehe oben).
Unreife Beeren sollte man nicht essen, weil sie schwach giftig sind. Doch auch die rohen reifen Beeren, sowie der rohe Presssaft sollten nicht eingenommen werden. Sie könnten gesundheitliche Störungen wie Übelkeit, Erbrechen und Durchfall hervorrufen. Als Mus hingegen sind die Beeren sehr gesund, weil sie Mineralstoffe und Vitamine enthalten.

Es gibt nur wenige Heilpflanzen, die in der Volksmedizin so beliebt sind, wie der Holunder. Aber nicht nur als Heilpflanze, sondern auch als Beschützerin von Haus und Hof.

Holundersamen und Holunderzweige fand man bereits in Niederlassungen der Stein- und Bronzezeit. Der Holunder ist seit Urzeiten der heilige Baum des Hauses, des Haussegens, des häuslichen Friedens und der Unschuld. Er war der kinderspendenden germanischen Göttin Holla (oder Freya) geweiht. Der Name hat nichts mit ‚Frau Holle' zu tun.

Eine andere Version sagt, dass in der Holunderstaude Frau Holle oder Ellhorn wohnt, die die Beschützerin der Ehe, namentlich der jungen, die Göttin der Fruchtbarkeit und des Kindersegens ist. Sie ist Schirmherrin des Hofes vor Seuchen und Krankheit.
Mit der Zeit traten an Stelle der Göttin Holla/Freya bzw. der Frau Holle/Ellhorn die Geister hervor. Der Holunder wurde Sitz der beschützenden Hausgeister oder Hausgötter.

Auch im Dolomitengebiet wird der Baum als Zeichen des häuslichen Friedens und der Unschuld gesehen, ebenso als Beschützer vor allem Bösen, Feuer, Seuchen und Krankheit.
Der Holunderbaum bewahrt das Haus vor Blitzschlag. Er zieht den Blitz an, sodass dieser nicht das Haus oder den Stall trifft.
Es ist daher kein Zufall, dass man auch in Gröden so häufig auf Bauernhöfen, in der Nähe von Hausmauern und am Rand von Bauerngärten einen Holunderstrauch vorfindet, und auch nach der Verbreitung des Christentums war das Umhauen des Holunders noch lange gefürchtet. Musste man sich dazu entschließen, so bat man den Baum mit entblößtem Haupt und gefalteten Händen um Verzeihung. Das Umhauen oder Verstümmeln des Strauches bedeutete Unglück, ja, es sollte sogar den Tod bringen.

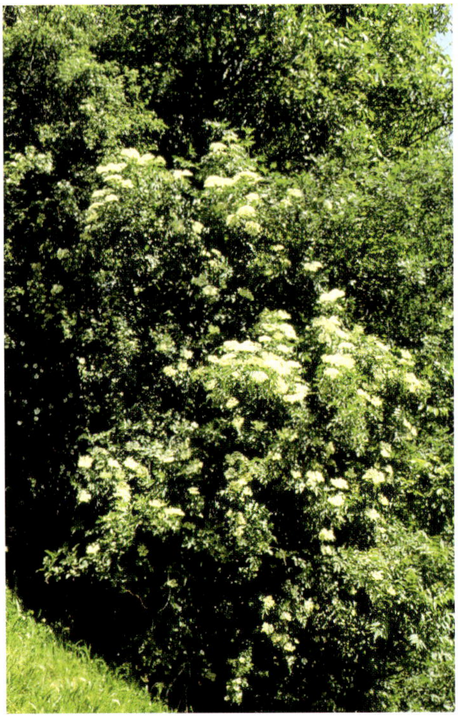

Man hat immer dort gebaut, wo schon ein Holunderbaum stand. Deshalb findet man in der Nähe von Gebäuden oft sehr alte Holunderbäume.

Dass man auch heutzutage vor dem Holunderbaum noch Ehrfurcht hat, bezeugt folgender im Volk bekannter Spruch:
„Vor dem Holunder soll man den Hut abnehmen.“ Das habe ich von einigen befragten Personen gehört. Er ist heilig, unverletzlich und ein Heilmittel gegen viele Krankheiten.

Der Holunder galt den Bauern als vollständige Hausapotheke, denn sie verwendeten alle Teile der Pflanze als Heilmittel. Diese reiche Verwendbarkeit des Baumes lässt wahrlich den Glauben an (Frau) Holles oder der guten Hausgeister häuslichen Segen erklärbar erscheinen.

Der Holunder wird von manchen zu Mariä Himmelfahrt in den Weihbuschen gegeben (siehe *Johanniskraut, Echtes*).

Interessantes:

Der Holunderbusch war ein Patron speziell der Kinder. Noch heute erinnert daran ein Reim, den ich als kleines Mädchen auch gesungen und dazu getanzt habe:
„Ringel, ringel Reihe,
sind der Kinder dreie,
sitzen unterm Holerbusch,
rufen alle husch, husch, husch!“

Zudem sagt ein unter dem Volk weit verbreitetes Gedicht:
„Oh, wer zählt die Wunder alle
Dieses Bäumchens wohl?
Rinde, Beeren, Blatt und Blüte,
Jeder Teil ist Kraft und Güte,
Jeder segensvoll!“

Kamille, Echte

Matricaria chamomilla L.

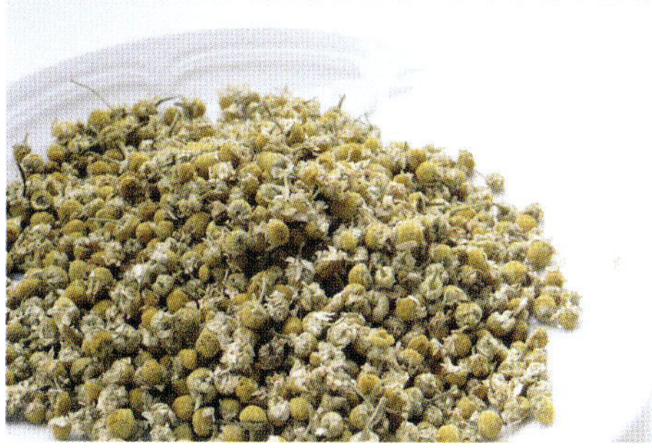

Grödner-Ladinischer Pflanzenname:
camilia

Familie:
Korbblütler (Compositae)

Deutsche Volksnamen:
Feldkamille, Garmille, Hermel, Kamille, Kummerblume, Mutterkraut

Aussehen:
Die Kamille ist eine 20 bis 50 cm hohe und einjährige Pflanze. Man braucht sie aber nicht jährlich zu säen, da sie sich von selbst fortpflanzt; sie wird sogar oft als Unkraut angesehen.
Der Stängel ist aufrecht, stark ästig und kahl.
Die Blätter sind doppelt bis 3fach fiederteilig, mit schmal-linealen Abschnitten.
Die Blütenköpfe sind in der Mitte gelb (Röhrenblüten), am Rand mit weißen Zungenblüten, mit anfangs flachem, später konisch-kegelförmigem, hohlem Blütenboden.
Die Früchte (Achänen) sind klein, 5-rippig.
Der Geruch ist durchdringend aromatisch, würzig, ätherisch.
Auch der Geschmack ist aromatisch, etwas bitter.

Vorkommen:
Fast in ganz Europa, außer in den nördlichsten Teilen. In West- und Mittelasien.
Die Kamille ist eine anspruchslose Pflanze; sie wächst in Getreidefeldern, auf Brachland und Schuttplätzen, an Wegrändern.
Bis über 1600 m.

Verwechslungen:
Die Echte Kamille hat mehrere Doppelgänger. Ihre Heilkraft ist aber weitaus stärker als die der anderen. Man kann sie an folgenden vier Merkmalen erkennen:

1. der Blütenboden ist konisch-kegelförmig geformt und hohl; 2. die ganze Pflanze riecht stark aromatisch; 3. gegen Ende der Blütezeit sind die weißen Zungenblüten zurückgeschlagen; 4. die Blätter sind in sehr feine lineale Abschnitte gegliedert.

Blütezeit: Mai bis September.

Erntezeit: Blüte, ganzes, blühendes Kraut:
Mai bis September
Der geeignetste Zeitpunkt für das Sammeln ist der 3. bis 5. Tag nach dem Aufblühen, da zu dieser Zeit die Wirkstoffe am meisten ausgebildet sind.
Jene Kamillen, die auf einem Feld wachsen, auf dem künstliche Dünger und Unkrautbekämpfungsmittel verwendet werden, dürfen nicht verwendet werden.

Heilkräftige Pflanzenteile:
Die nicht zerfallenen Blütenköpfchen ohne Stängelanteile.
Das ganze, blühende Kraut für Badezwecke.
Für Badezwecke sammelt man das ganze Kraut, bündelt es und hängt es zum Trocknen auf. Bei Bedarf reißt man dann die Blüten mit Stiel und Blattspitzen ab.
Wichtig: Die Blütenköpfchen müssen an einem luftigen und schattigen Ort getrocknet, und in dicht schließenden Gefäßen locker aufbewahrt werden!

Wirkstoffe:
Ätherisches Öl mit blauem Chamazulen (im Licht braun werdend) und Bisabolol, Bitterstoffe, Cumarinderivate, Fettsäuren, Flavonoide, Gerbstoffe, Glykoside, Gummi, Harz, Kalium, Terpene.
Hauptsächlich das ätherische Öl gibt der Pflanze ihre Wirkung, doch ist natürlich das Zusammenspiel aller Wirkstoffe nötig.

Medizinische Eigenschaften:
Antiseptisch, beruhigend, entzündungshemmend, geruchbindend, hautstärkend, krampflösend, magenstärkend, menstruationsregulierend, schlaffördernd, schleimlösend, schmerzlindernd, schweißtreibend, tonisch, verdauungsregulierend, windtreibend, wundheilend.

Volksmedizin, Volksglaube und Volksaberglaube

Anwendung: Innerlich und äußerlich.

In den Gärten unserer Großmütter durfte eine Pflanze bestimmt nicht fehlen: die Kamille. Wichtig war vor allem auch, dass man sie trocknete und für den Winter zur Seite legte. Die Kamille könnte man als Erste-Hilfe-Pflanze für alle möglichen Beschwerden sehen.
Neben dem Holunder dürfte die Kamille nicht nur die bekannteste, sondern auch die beliebteste Heilpflanze im Volk sein.

Die Kamille wird auch heute noch sehr viel und vielseitig verwendet, vor allem in der Kinderheilkunde.
Innerlich wird der Tee bei Krämpfen des Magen-Darm-Traktes angewandt. Bei akuten Magenbeschwerden, Koliken und Blähungen bringt er rasche Linderung und beruhigt den Magen. Bei nervösem Magenleiden ist ein Tee aus zu gleichen Teilen Kamille und Melisse zu empfehlen. Zudem wirkt die Echte Kamille regulierend bei Menstruationsbeschwerden und hilft gegen Sodbrennen.

Bei Magenschleimhautentzündungen wird oft eine Rollkur empfohlen. Man trinkt morgens auf nüchternen Magen Kamillentee. Danach legt man sich 5 Minuten auf die linke Seite, dann 5 Minuten auf den Bauch, 5 Minuten auf die rechte Seite und schließlich 5 Minuten auf den Rücken. So kommt die Magenschleimhaut überall mit dem Wirkstoff der Kamille in Kontakt.

Der Kamillentee wird als vorbeugendes und schweißtreibendes Mittel bei Erkältungen und zur Inhalation bei Erkältungskrankheiten, Entzündungen der Schleimhäute von Mundhöhle, Rachen, Bronchien, Nase empfohlen.
Auch als Gurgelmittel kommt er zum Einsatz.

Ein Aufguss aus Kamille nach dem Kopfwaschen unterstützt die Gesunderhaltung der Kopfhaut.
Er ist, mit Zitronenschalen gemischt, oder auch ohne, ein gutes Haarwaschmittel für Leute mit blondem Haar, die sich die helle Färbung erhalten und ein Nachdunkeln verhindern wollen.

Kamillentee hilft bei Übermüdung, Reizbarkeit, innerer Unruhe, Überempfindlichkeit und Schlaflosigkeit.

Nach dem Zahnziehen soll man sich den Mund mit Kamillenwasser ausspülen, damit das Zahnfleisch gut zuheilt.
Bei Zahnschmerzen hilft ein warmer Schluck Kamillentee, eine Zeit lang im Mund behalten. Man kann auch das Kraut auflegen.

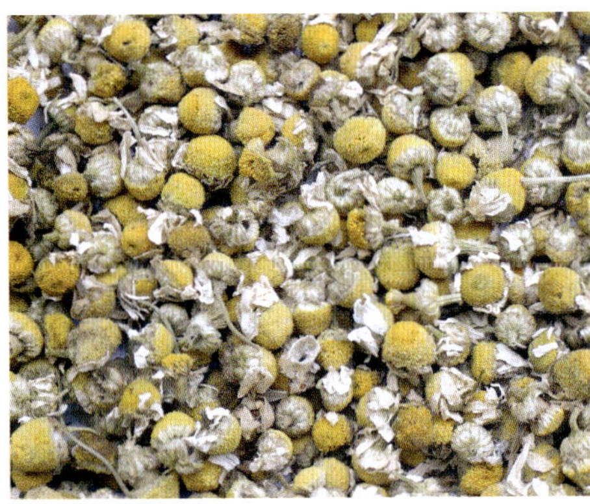

Kamillentee:
1 Teelöffel pro Tasse. Aufguss, 10 Minuten ziehen lassen. Man soll Kamillentee gut warm trinken, aber nicht heiß.
Man soll pro Tasse Kamillentee nur eine Kamillenblüte benutzen, sonst kann man nicht mehr schlafen, da der Tee erregt.

Kamillendampfbad:
In einem Gefäß übergießt man 1 kleine Hand voll Kamillenblüten mit 1 Liter kochendem Wasser. Dann atmet man 5 bis 10 Minuten, Kopf und Gefäß mit einem großen Tuch abgedeckt, die heißen Kamillendämpfe ein. Nach dem Dämpfen gleich ein Handtuch auf die Augen legen, damit sich diese nicht erkälten.
Gesichtsdampfbäder werden auch bei unreiner Haut verwendet.

Dieselbe Dosierung gilt für Dampfsitzbäder. Kamillendampfbäder haben sich bei Entzündungen und Reizerscheinungen im Anal- und Vaginalbereich (z. B. Scheidenentzündungen), Menstruationsbeschwerden, Blasenleiden, Hämorrhoiden und Unterleibskrämpfen gut bewährt.

Ein Kamillenvollbad wirkt beruhigend, lindert Schmerzen, löst Krämpfe, belebt und stärkt. In einem großen Topf Kamillenblüten mit viel Wasser 5 Minuten lang kochen und 10 Minuten ziehen lassen und den Absud ins Badewasser gießen.
Das ist ein Entspannungsmittel für die Nerven und gleichzeitig hautpflegend.

Auch bei Schweißfüßen oder Schweißhänden haben Kamillenbäder eine gute Wirkung.
Die Kamille hat auch eine geruchsentziehende (desodorierende) Kraft.
Bäder in Kamillentee oder Kompressen auf Wunden und Geschwüren haben sich gut bewährt.
Kamillensalbe ist gut bei kleinen Wunden und offenen Stellen, Frostschäden und Verbrennungen.

Bei Gelbsucht und Asthma kann man sich mit Kamillenwein helfen:
Man nimmt eine Hand voll der gelben Blütenköpfe, gibt einen Liter Wein darüber und lässt das Ganze zwei Tage in der Sonne stehen. Danach seiht man es ab. Man kann den Wein in kleinen Schlucken trinken oder auch die Brust damit einreiben.

Um den Schleim in der Lunge loszuwerden, kann man Folgendes versuchen:
Am Morgen und am Abend vor dem Schlafengehen einen Teelöffel Honig, in den Kamillenpulver hineingegeben wird, einnehmen.
Um dieses Pulver herzustellen, nimmt man die gelben Blütenköpfe der Kamille, trocknet sie, zerreibt sie dann so lange, bis Pulver entsteht, und gibt dieses dann in den Honig.

Bei rheumatischen Beschwerden, Gicht, Geschwüren und Quetschungen ist das Einreiben mit Kamillenöl zu empfehlen:
Man nimmt eine Hand voll Kamillen, gibt gutes Olivenöl darüber und lässt das Ganze 15 Tage in der Sonne stehen. Danach seiht man es ab und gibt es in eine Flasche.
Dieses Hausmittel wird oft dem Weihbuschen beigefügt (siehe *Johanniskraut, Echtes*).

ACHTUNG!

Nicht zu den Mahlzeiten einnehmen.
Man soll nicht zu oft Kamillentee trinken und ihn auch nicht zu stark trinken, da er das Herz schwächen könnte.
Doch für alle Tees gilt: nicht zu stark abmachen und nicht übertreiben, denn sonst könnten sie unerwünschte Wirkungen haben.
Es muss vor Dauergebrauch gewarnt werden. D.h., dass der Kamillentee, wie auch andere Tees, auf keinen Fall als Haustee (täglich über längere Zeit) benutzt werden soll.
Kamillentee darf nicht für Augenspülungen verwendet werden, weil dieser die Augen schwächt!

Interessantes:

Wirkung und Verwendung sind jenen der Schafgarbe ähnlich.

Melisse

Melissa officinalis L.

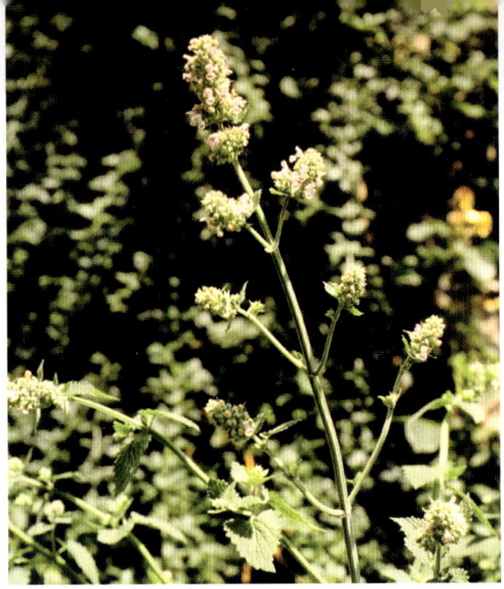

Grödner-Ladinischer Pflanzenname:
melissa

Familie:
Lippenblütler (Labiatae)

Deutscher Volksname:
Zitronenmelisse

Aussehen:
Diese ausdauernde Pflanze wird 30 bis 90 cm hoch.
Der Stängel ist verzweigt und vierkantig.
Die Blätter sind gegenständig, kurz gestielt, am Grunde eiförmig, grob gesägt und schwach behaart.
Die Blüten sind weiß und stehen in Scheinquirlen in den Achseln der Blätter. Zur Fruchtzeit enthält der Kelch 4 einsamige Früchtchen.
Der Geruch ist angenehm zitronenartig.
Der Geschmack ist würzig.

Vorkommen:
In Mitteleuropa kultiviert, gelegentlich verwildert, und in Südeuropa.
An Wegrändern und Zäunen. Bis 1300 m.

Verwechslungen:
Den Melissenblättern täuschend ähnlich sind die Blätter der Katzenminze (Nepeta cataria L.), die hie und da bei ausländischen Drogen den Melissenblättern beigegeben werden. Doch gibt es einen deutlichen Unterschied: die Melissenblätter sind an der Blattbasis abgerundet, die Katzenminzenblätter dagegen herzförmig.
Auch könnten die Melissenblätter mit den Blättern anderer Lippenblütler verwechselt werden: mit jenen der Pfefferminze, der Weißen Taubnessel und der Großen Brennnessel. Doch gibt es deutliche Unterschiede: die Blätter der Pfefferminze sind lanzettähnlich, jene der Weißen Taubnessel sind vorn stark zugespitzt und die Blätter der Großen Brennnessel sind länglich und stark behaart (zum Teil mit Brennhaaren).

Blütezeit:	Erntezeit:
Juni bis September	Beblätterte Triebe und Blätter: Juni bis Juli

Heilkräftige Pflanzenteile:
Die beblätterten Triebe und die Blätter.

Wirkstoffe:
Ätherisches Öl, Bernsteinsäure, Bitterstoff, Cumarinverbindung, Gerbstoff, Harz.

Medizinische Eigenschaften:
Beruhigend, magenstärkend, krampflösend, schlaffördernd, tonisch.

Volksmedizin, Volksglaube und Volksaberglaube

Anwendung: Innerlich.

Der Melissentee beruhigt und hilft bei Schlafstörungen. Er ist auch bei Magenproblemen und Krämpfen zu empfehlen.

Melisse kommt oft in Teemischungen vor.

Sie wird auch viel als Haustee benutzt, schmekkt sehr gut und wirkt tonisch.

Man kann mit der Melisse auch Sirup herstellen (siehe *Holunder, Schwarzer*).

In der Küche:
Melissenblätter werden oft zum Garnieren von Speisen, vor allem Nachspeisen, verwendet. Sie haben eine schöne, erfrischende Farbe und einen angenehmen Geruch.

Interessantes:
Der Melissentee ist ein Gesundheitstee für die Bienen: Damit die Bienen gesund bleiben und nicht so rasch für Krankheiten anfällig werden, stellt man flache Schüsseln mit dem Tee vor die Bienenhütte.

Preiselbeere

Vaccinium vitis-idaea L.

Grödner-Ladinischer Pflanzenname:
granëta

Familie:
Heidekrautgewächse (Ericaceae)

Deutscher Volksname:
Granten

Aussehen:
Der Preiselbeerstrauch ist ein 10 bis 20 cm hoher, immergrüner Zwergstrauch mit einem kriechenden Wurzelstock. Die zarten Zweige streben in Büscheln aufwärts.
Die Blätter sind verkehrt eiförmig, vorne stumpf, am Rande etwas eingerollt, auf der oberen Seite dunkelgrün, auf der unteren getüpfelt und blassgrün.
Die Blüten sind rötlichweiß, die Blütentraube ist endständig und glockig.
Die kugeligen Beeren sind zunächst weiß, später nehmen sie eine leuchtend rote Farbe an. Sie sind glänzend.
Der Geruch der Blüten ist schwach.
Der Geschmack der Beeren ist herb-säuerlich. Sie haben jedoch ein köstliches Aroma.
Die Blätter sind fast geruchlos und schmecken eher bitter, zusammenziehend.

Vorkommen:
Im nördlichen Europa, im südlichen nur im Gebirge.
In kalkarmen, trockenen Nadelwäldern, Mooren, Heiden, Gebirgswäldern und in alpinen Gebieten.
Bis etwa 3000 m.

Verwechslungen:
Die Preiselbeere könnte mit den anderen Arten der Heidekrautgewächse verwechselt werden: mit der immergrünen Bärentraube (Arctostaphylos uva-ursi L.), der Rauschbeere (Vaccinium uliginosum L.) und der Heidelbeere (Vaccinium myrtillus L.) bzw. mit den Blättern der Heidelbeere, da ja deren Beeren blau sind.
Tipp: Die untere Fläche der Preiselbeerblätter ist, im Unterschied zu den anderen Arten, getüpfelt; die Blätter der Bärentraube weisen ein leicht netzartiges Muster auf; die Blätter der Heidelbeere sind fein gesägt (siehe *Heidelbeere;Schwarzbeere*).

Blütezeit: Juni bis Juli

Erntezeit:
Beeren: August bis September.
Blätter: Sie werden im Unterschied zu den Heidelbeerblättern erst nach der Fruchtreife gesammelt, da erst dann der Gehalt an wichtigen Heilstoffen am größten ist.

Heilkräftige Pflanzenteile:
Die reifen Beeren (frisch und getrocknet).
Die Blätter, die beim Trocknen grün bleiben müssen. Deshalb muss das im Schatten und nicht in der Sonne geschehen.

Wirkstoffe:
Beeren: Apfel-, Wein- und Zitronensäure, Bitterstoffe, Gerbstoffe, Glykoside, Kalzium, Minerale, Pektin, Phosphor, Proteine, Vitamin A, B und C.
Blätter: Arbutin, Gerbstoffe, Proanthocyanidine.

Medizinische Eigenschaften:
Beeren: adstringierend, antiseptisch, appetitanregend, durchfallhemmend, entzündungshemmend, erfrischend, fiebersenkend, harntreibend, schmerzlindernd.
Blätter: adstringierend, antidiabetisch, antiseptisch, blutreinigend, durchfallhemmend, entzündungshemmend, harntreibend, schmerzlindernd.

Volksmedizin, Volksglaube und Volksaberglaube

Anwendung: Innerlich und äußerlich.

Die Preiselbeere ist ein sehr wirksames Vorbeugungsmittel, sie stärkt unser Immunsystem, wirkt wie ein Antibiotikum und nimmt die Appetitlosigkeit.

Preiselbeersaft und Preiselbeerwasser (kühles Getränk aus frisch gepressten Beeren) sind gut bei Fieber. Auch Preiselbeermarmelade, in heißem Wasser aufgerührt, wird bei Erkältungen mit Fieber verwendet.

Als Umschlag helfen die Preiselbeeren bei Hautkrankheiten. Auch werden sie bei Mundschleimhaut- und Zahnfleischentzündungen verwendet.

Preiselbeersaft, Preiselbeergeist oder Tee aus Preiselbeerblättern wirken positiv bei Durchfallerkrankungen.

Preiselbeermarmelade:
Ein Kilo Preiselbeeren mit 200 g Zucker 30 Minuten lang aufkochen. Anschließend in Marmeladegläser geben und luftdicht, auf den Kopf gestellt, aufbewahren.
Wenn man Preiselbeeren einkocht, muss man kein Konservierungsmittel dazugeben, da die Preiselbeere selbst eine Substanz (Benzoesäure) beinhaltet, die zu einer problemlosen Konservierung beiträgt.

Preiselbeergeist:
Ein Viertelkilo frische Beeren in einem Liter Weingeist ansetzen und vier Wochen lang stehen lassen.

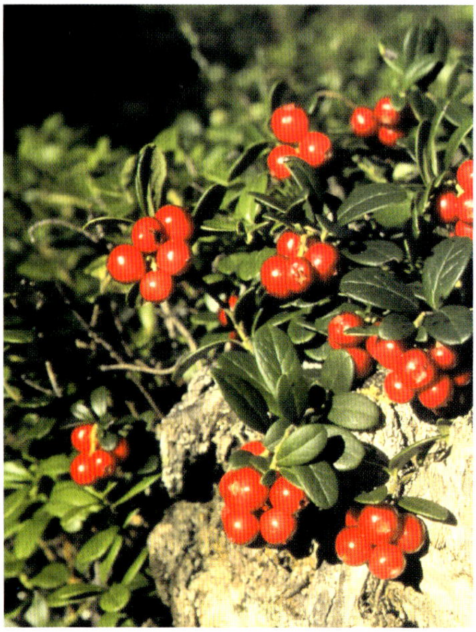

Preiselbeerblätter und -saft werden als Vorbeugungs- und Heilmittel bei Harnwegsentzündungen angewandt.
Preiselbeerblätter werden zur Behandlung von chronischem Blasenkatarrh, bei Nierenbeckenentzündung und bei Bettnässen verwendet.
Früher waren Preiselbeerblätter ein häufiger Bestandteil in Teemischungen zur Behandlung chronischer Gelenksentzündungen und der Zuckerkrankheit.

Preiselbeerblättertee:
Dieser wird in Form einer leichten Abkochung bereitet: ein gehäufter Teelöffel der getrockneten und fein geschnittenen Blätter für 1/4 Liter Wasser. Er wird ungesüßt und schluckweise getrunken.

ACHTUNG!

Die Einnahme größerer Mengen Preiselbeerblätter kann zu Vergiftungen führen.
Da die Beeren der sehr ähnlich ausschauenden Rauschbeere leicht giftig sind, wurde den Kindern früher verboten, diese zu pflücken. Sie reifen vor den Preiselbeeren. Man kann jedoch mit den Blättern dieser Pflanze Tee machen. Wegen seiner harntreibenden Eigenschaft hilft er bei Problemen mit der Blase und den Nieren.
Die befragten Personen gaben mir folgende Namen für die Rauschbeere:
Grödner-Ladinisch:
pudlëusa
granëtes mates, la mates
rauscia
Deutsch:
wilde Granten
falsche Preiselbeeren.

Preiselbeeren sowie Heidelbeeren werden auch heute noch mit einem speziellen Werkzeug gepflückt:
Grödner-Ladinisch:
piene per tlupè/da granetes y gialvëijes oder
restel per tlupé/da granëtes y gialvëijes.
[*piene* = Kamm, *restel* = Rechen, *tlupé* = pflücken]

Diesen Rechen zum ‚Grantenklauben' oder ‚Grantenroffel' haben sich die Leute damals selbst hergestellt. Er schaut wie eine hölzerne Kehrichtschaufel aus. Man fertigte aus drei Holzbrettchen und einem weiteren, das als Boden diente, ein kleines Quadrat an und ließ eine Seite offen. Dort wurden Nägel eingeschlagen, deren Köpfe entfernt wurden, damit sie nach außen hin spitzig waren. Das sieht dann wie ein Kamm aus. Am hinteren Ende ist ein Griff befestigt, an dem man den Rechen mit einer Hand ergreifen kann. Dieses Werkzeug wird folgendermaßen benutzt: man hält es knapp über dem Boden und fährt dann durch die Preiselbeer- bzw. Heidelbeerbüschel durch. Die Beeren und natürlich auch einige Blätter werden im hinteren Teil des Werkzeugs aufgefangen. So erspart man sich viel Zeit beim anstrengenden Beerenpflücken.
Man sollte die Beeren aber nicht mit dem Rechen pflücken, weil man dabei die ganze Pflanze ausreißt und die Beeren nicht mit Eisen in Kontakt kommen dürfen, da ihre Wirkung sonst nicht mehr dieselbe ist.

Viele der von mir befragten Personen haben darauf hingewiesen, dass es zwar schon immer Jahre mit mehr und solche mit weniger Preiselbeeren bzw. Heidelbeeren gegeben hat, doch nimmt die Anzahl der Beeren im Allgemeinen stetig ab. Das konnte sogar ich persönlich feststellen, da ich seit meiner Kindheit Preiselbeeren und Heidelbeeren pflücke gehe.

Interessantes:

„*Grante*. Die geographische Beschränkung des Namens auf das Südbairisch-Österreichische [auch im Südtirolerischen] gibt einen deutlichen Fingerzeig darauf, dass man seine Heimat in einer nichtgermanischen Sprache der Ostalpen zu suchen hat, nämlich im grödn. [Grödnerischen] *granata*. Die Deutschen in Tirol haben das altladinische *granétta* als *gránita* mit Zurücknahme des Akzentes übernommen (H. Kuen, 1923). Schatz, Tir. Ma. 250 weist auf spätlat. *granita* ‚Körnchen' hin. Vgl. it. (Piné, Castagné, Borgo) *grànteni*, (Cavalese) *granete* PedrBert. 420f; grödn. *granetes* ebd., *graneta* Lardschneider 133; engad. [engadinisch] (Heinzenberg) *garnédels*, (Schleins, Remüs) *granüclas* Aug. Ulrich 44; dazu Jaberg 1930, 614." (Marzell 1943: 970)

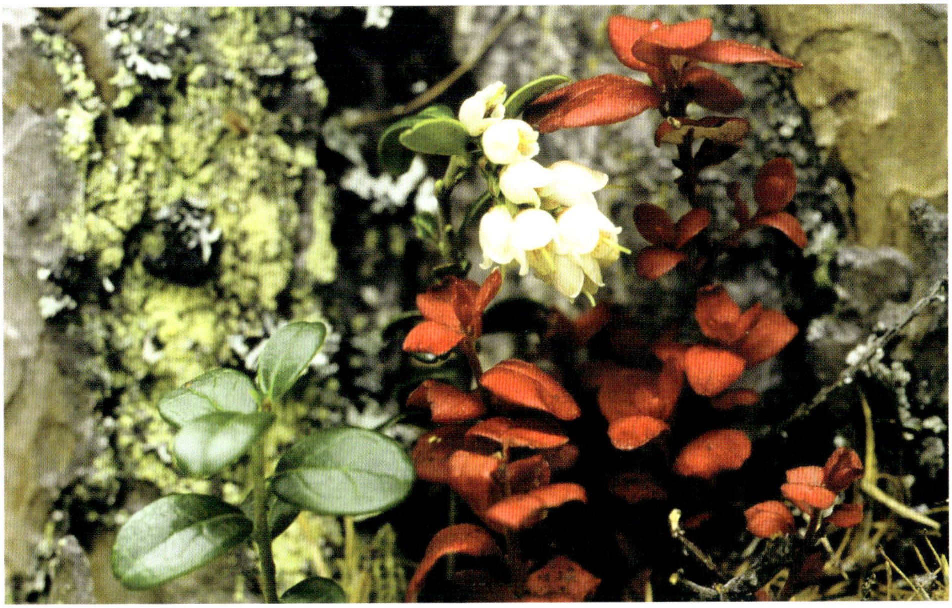

Rosskastanie

Aesculus hippocastanum L.

Grödner-Ladinischer Pflanzenname:
castania mata

Familie:
Rosskastaniengewächse (Hippocastanaceae)

Deutsche Volksnamen:
Rosskastanie, Wilde Kastanie

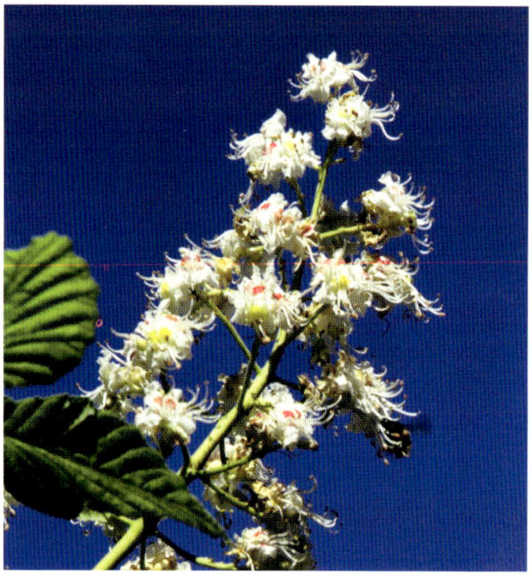

Aussehen:
Dieser Baum wird bis zu 30 m hoch und hat eine dichte Krone.
Die Blätter sind gegenständig und wachsen auf langen, rinnigen Stilen. Sie sind gefingert, zumeist aus 5- bis 7-zähligen Teilblättern zusammengesetzt. Die Blätter sind im oberen Drittel am breitesten, gegen den Grund hin sind sie keilförmig verschmälert. Am Rand sind sie gesägt.
Die Blüten sind reinweiß, gelb oder rot gefleckt und kommen in reichhaltigen Rispen vor. Die Blütenblätter sind am Rand kraus zurückgebogen.
Die Kapselfrucht ist weichstachelig, gelb-grün, bis zu 6 cm groß und schließt in ihr 1 bis 2 Samen (= Kastanien) ein. Diese sind glänzend dunkelbraun mit einem weißen Ansatzfleck.
Die Blüten sind wie die Samen fast geruchlos.
Die Kastanien schmecken bitter.

Vorkommen:
In Südosteuropa und Kaukasien. Sie kommt in fast ganz Europa kultiviert vor.
Bis 1300 m.

Verwechslungen:
Die Rosskastanie unterscheidet sich stark von der Edelkastanie (Castanea sativa Mill.). Letztere hat lanzettliche Blätter, die am Rande stachelig gezähnt sind, die Blüten sind lange Scheinähren, der reife Fruchtbecher ist dicht mit spitzigen Stacheln bedeckt, der Ansatzfleck der Frucht ist bräunlichgrau, und die dem Ansatzfleck gegenüberliegende Seite endet in einem haarähnlichen Büschel. Eine Verwechslung zwischen den zwei Kastanienarten ist deshalb kaum möglich.

Blütezeit:	Erntezeit:
Mai bis Juni	Samen (Kastanien): September/Oktober Blätter: während der ganzen Vegetationszeit

Heilkräftige Pflanzenteile:
Die Samen (Kastanien).
Die Blätter.

Wirkstoffe:
Cumarin, Flavonoide, Gerbstoffe, fettes Öl, Saponine, Stärke, Zucker.

Medizinische Eigenschaften:
Adstringierend, entzündungswidrig, schmerzlindernd, wundheilend.

Volksmedizin, Volksglaube und Volksaberglaube

Anwendung: äußerlich.

Gegen Rückenschmerzen und Ähnliches setzt man Rosskastanien in Branntwein an:

Die Kastanien werden in Scheiben geschnitten und in eine Flasche gegeben. Darüber wird Branntwein gegossen. Das Ganze muss vor der ersten Verwendung mindestens 14 Tage stehen lassen.
Man gibt das Mittel auf die Haut und reibt es dann heftig ein, bis es zu einer weißen, schaumigen Creme wird.

Bei Akne werden Masken mit Rosskastanienmehl empfohlen.

Wenn man unter Krätze leidet, kann man sich mit den Blättern der Rosskastanie einen Absud zubereiten und damit den Kopf waschen.

Interessantes:

Dass die Kastanie giftig sei, ist eine gelegentliche Volksmeinung. Sie ist aber unrichtig, denn alle Teile des Rosskastanienbaumes sind ungiftig.

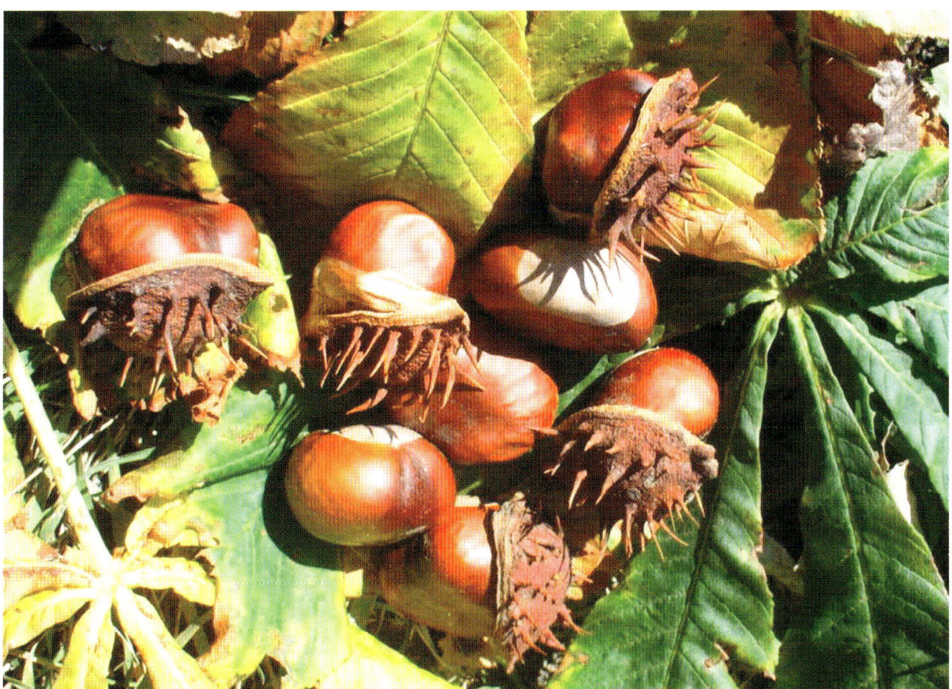

Taubnessel, Weiße

Laminum album L.

Grödner-Ladinische Pflanzennamen:

urtia mata
spizadëura

Familie:

Lippenblütler (Labiatae)

Deutsche Volksnamen:

Brennnessel, Falsche Brennnessel, Kuckucksnessel, Saugnessel, Taube Nessel, Tote Nessel, Weiße Nessel

Aussehen:

Der Stängel ist vierkantig, etwa 20 bis 40 cm hoch, hohl und behaart.
Die Blätter wachsen gegenständig, sind am Rand gesägt, herz-eiförmig und lang gestielt, locker behaart.
Der Wurzelstock ist reichlich verzweigt und waagrecht kriechend (das Wurzelwerk der ausdauernden Pflanze hält das Erdreich fest und trägt zur Konsolidierung desselben bei).
Die Lippenblüten sind weiß, verhältnismäßig groß, in Quirlen angeordnet und duften honigartig.
Der Geruch der Blüten ist honigartig.
Der Geschmack der Blätter ist leicht bitter.

Vorkommen:

In großen Gebieten Europas, in Nord- und Ostasien.
In der Nähe von Gärten oder alten Häusern, an Dorfwegen, an alten Straßen. An Zäunen, Wegen, im Gebüsch, auf Schuttplätzen.
Sie ist ein Zeichen für nährstoffreichen Boden. Bis 2200 m.

Verwechslungen:

Sie ähnelt der Großen und der Kleinen Brennnessel, doch im Unterschied zu diesen brennt sie nicht und hat glockenförmige weiße Blüten (siehe *Brennnessel, Große*).
Zu dieser Familie gehören mehrere Arten. In Mitteleuropa sind folgende am meisten vertreten: die Gelbe Taubnessel (Lamium galeobdolon L.), die Rote Taubnessel (Lamium purpureum L.) und die Gefleckte Taubnessel (Lamium maculatum L.). Alle Arten haben dieselben Heilkräfte.

Blütezeit:

April bis September/Oktober

Erntezeit:

Die ganze Pflanze ab Anfang April bis Oktober.
Die jungen Blätter sammelt man im Frühjahr für die Spinatzubereitung.
Die voll entwickelten Blüten. Da sie sonst leicht schimmeln, trocknet man die Blüten schonend, aber gründlich im Schatten und bewahrt sie in dunklen, gut verschließbaren Gefäßen auf.

Heilkräftige Pflanzenteile:

Die Blüten (frisch und sehr gut getrocknet).
Die blühende Pflanze samt Wurzel (frisch und sehr gut getrocknet).

Wirkstoffe:

Aminosäuren, darunter Cholin, Histamin, Tyramin, Methylamin, Isoquerecetin, ätherisches Öl, Flavonglykoside, Gerbstoffe, Kohlenhydrate, Mineralstoffe, Schleimstoffe.
Die Wurzel enthält Saponine und Stachyose, einen Zucker.
Die frischen Blätter beinhalten Vitamin C.

Medizinische Eigenschaften:

Adstringierend, atemregulierend, auswurffördernd, beruhigend, blutbildend, blutreinigend, entzündungshemmend, fiebersenkend, leicht harntreibend, hustenbekämpfend, krampflösend, menstruationsregulierend, schlaffördernd, schleimlösend, schmerzlindernd, schweißhemmend, wundheilend.

Volksmedizin, Volksglaube und Volksaberglaube

Anwendung: Innerlich und äußerlich.

Der Tee, aus frischen oder getrockneten Blättern oder aus der ganzen blühenden Pflanze, ist vor allem blutreinigend. Deshalb ist er auch für alle Bluterkrankungen zu empfehlen, bei Milzschwellung, bei Bauchschmerzen, die von

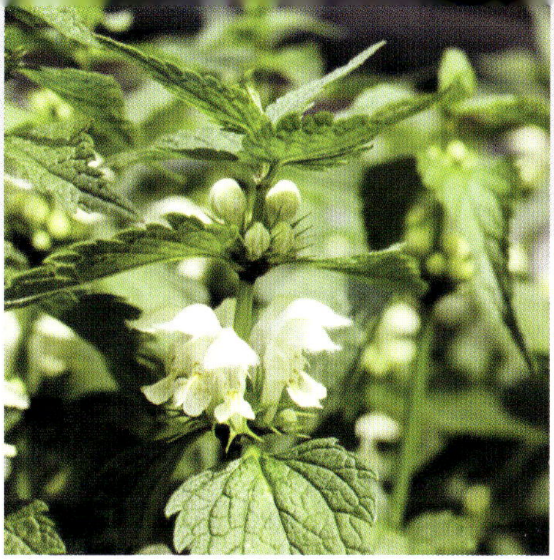

der Menstruation ausgelöst werden und zur Stärkung der Gebärmutter. Zum Erweichen der verkrampften Gebärmutter werden auch Taubnesselbäder, mit der ganzen Pflanze bereitet, empfohlen. Auch bei blutreinigenden Frühjahrskuren wendet man die Taubnessel an, als Tee oder Gemüse.
Zudem ist der Tee gut für Nierenerkrankungen oder die Blase, wenn man beim Harnlassen Schmerzen hat, und gegen Fieber.
Man kann mit diesem Tee Erkältungen heilen und ihn bei Husten und Asthma einsetzen.

Zubereitung des Tees:
Ein Teelöffel der getrockneten Blätter pro Tasse 10 Minuten lang kochen lassen. Von diesem Tee kann man 2 bis 3 Tassen am Tag schluckweise ungesüßt trinken.

Gegen Hämorrhoiden täglich 2 Tassen Aufguss von Weißen Taubnesseln trinken.
Den Teeaufguss kann man auch bei Nagelbetteiterung anwenden, indem man wiederholt den erkrankten Finger oder Fuß darin badet.

Für glänzendes und geschmeidiges Haar kann man einen Absud von Weißen Taubnesseln benutzen: Man nimmt 50 Gramm der ganzen, zerhackten Pflanze auf 1 Liter Wasser und lässt das Ganze 10 Minuten kochen.

Wenn man an den Füßen schwitzt, hilft ein Fußbad mit Taubnesseln.

Man kann auch Gesichtskompressen machen: Man nimmt zwei Hand voll frisches, blühendes, und zerkleinertes Weiße-Taubnessel-Kraut und begießt es mit 1/4 Liter kochendem Wasser. Das Ganze lässt man 15 Minuten zugedeckt stehen. Dann legt man ungefähr 15 Minuten lang mit dem Kraut eine Kompresse an. Danach trocknet man das Gesicht gut ab und reibt es mit Olivenöl ein. Nach einigen Wochen kann man eine merkliche Verbesserung des Teints beobachten.

Der Tee mit den Blüten oder mit dem blühenden Kraut, mit oder ohne Wurzel, renkt den Magen wieder ein, beruhigt die Nerven und wird als Schlafmittel für ältere Leute gebraucht.

Bei Beschwerden in den Wechseljahren und Weißem Ausfluss bei Frauen und Mädchen wirkt vor allem folgende Zubereitung:
1 bis 2 Teelöffel Taubnesselblüten oder das blühende Kraut (zu gleichen Teilen gemischt mit Schafgarbe und Frauenmantel) mit 1/4 Liter Wasser übergießen, dann das Ganze zum Sieden bringen und 5 Minuten ziehen lassen. Danach abseihen. Über längere Zeit 2 bis 3-mal täglich 1 Tasse Tee schluckweise trinken.

Man kann auch Öl mit der Taubnessel herstellen: Man nimmt die frischen Blüten und gibt sie in ein Glas. Darüber gibt man gutes Öl und lässt das Ganze 15 Tage in der Sonne stehen. Danach seiht man es ab.
Dieses Öl heilt sehr gut Verbrennungen, Hämorrhoiden und schafft Erleichterung bei Rheuma.

Wenn man öfters an Wadenkrämpfen leidet, soll man die Waden mit Blättern der Weißen Taubnessel einreiben.

Die getrockneten Blätter kann man zu Pulver verarbeiten und auf Wunden verteilen, um sie schneller zu heilen.

In der Küche:

Füllung mit den jungen Blättern, wie bei der Brennessel (siehe *Brennnessel, Große*).
Einen vorzüglichen Salat ergibt die Mischung aus den Blättern der Weißen Taubnessel und Feldsalat.

Die Weiße Taubnessel kommt im Weihbuschen vor (siehe *Johanniskraut, Echtes*).

Interessantes:

Viele erzählten mir, dass sie als Kinder die Blüten der Weißen Taubnessel wegen deren süßen Geschmack gelutscht haben.

Hauswurz, Echte

Sempervivum tectorum L.

Grödner-Ladinische Pflanzennamen:

madrajëina
ravisa dl cuch granda

Familie:

Dickblattgewächse (Crassulaceae)

Deutsche Volksnamen:

Dachhauswurz, Dachwurz, Donnerbart (dem Gott Donar geweiht), Donnerkraut, Donnerwurz, Hauslauch, Wetterkraut, Wetterwurz

Aussehen:

Dichte Rosette aus zahlreichen dickfleischigen und saftigen Blättern, die sitzend und dachziegelartig angeordnet und mit einer stacheligen Spitze versehen sind. Sie erinnert etwas an Artischocken.
Die Blätter sind scharf zugespitzt, blaugrün, oft rötlich überlaufen, am Rand bewimpert.
Aus der Rosette wächst ein stark beblätterter, bis 60 cm hoher Stängel, der oben, doldenartig angeordnet, sternförmige Blüten trägt. Die Blüten sind rosa, purpurrot gestreift. Meist findet man die Hauswurz stängellos.
Der Geruch ist schwach.
Der Geschmack ist leicht säuerlich.

Vorkommen:

In Süd- und Mitteleuropa.
Auf Felsen, steinigen, kalkhaltigen Böden, Dächern und Mauern. Bis 2800 m.

Verwechslungen:

Es gibt verschiedene Sempervivum-Arten, doch sind die Blätter der Rosette der Sempervivum tectorum von 3 bis zu 14 cm groß, während die Blätter der anderen Arten 1 bis 4 cm groß sind.

Blütezeit:

Juli bis September

Erntezeit:

Hauswurzblätter können von März bis Oktober geerntet und gesammelt werden. Die günstigste Zeit jedoch ist vor Beginn der Blüte, denn der Blütenansatz verringert die in der Rosette enthaltenen Wirkstoffe.

Heilkräftige Pflanzenteile:

Die frischen, vor der Blüte gesammelten Blätter. Die Blätter können auf Grund ihres reichen Wassergehaltes nicht getrocknet werden.

Wirkstoffe:

Ameisensäure, Apfelsäure, Gerbstoffe, Harz, Schleimstoffe.

Medizinische Eigenschaften:

Adstringierend, entzündungshemmend, erfrischend, erweichend, fiebersenkend, schmerzlindernd, wundheilend, wurmtreibend.

Volksmedizin, Volksglaube und Volksaberglaube

Anwendung: Innerlich und äußerlich.

Wenn durch erhärtetes Ohrenschmalz Schwerhörigkeit besteht, träufelt man den leicht erwärmten frischen Saft der Blätter ins Ohr. Dieser löst das Ohrenschmalz auf. Auch bei Mittelohreiterung träufelt man den Saft ins Ohr. Der Schmerz sollte fast augenblicklich nachlassen.

Als Salbe wird diese Heilpflanze bei Hämorrhoiden und Insektenstichen eingerieben. Auch in folgenden Fällen wird dieses Naturheilmittel angewandt: bei schlecht heilenden sowie bei blutenden Wunden, Brandwunden, Ätzwunden, Prellungen, Quetschungen, Entzündungen und bei Hautausschlag.

Zubereitung:
Man wärmt flüssiges Schweinefett auf, gibt frisch ausgepressten Blättersaft dazu, vermischt das Ganze gut und lässt es dann erkalten.
Gegen Hühneraugen, aber auch gegen oben genannte Leiden wird folgende Salbe empfohlen: Man kocht Hauswurzblätter zusammen mit Arnikasaft, etwas Pech und Schweinefett. Anschließend lässt man das Ganze erkalten.

Der Absud wird als Tee getrunken, und auch in Form von Umschlägen wirkt die Hauswurz bei Fieber und Halsentzündungen, Hautausschlägen, rissiger Haut, Hämorrhoiden und Würmern. Zudem wird der Tee und auch der Saft bei Gebärmutterentzündungen verwendet.

Zubereitung des Tees:
Man darf nur ganz wenig Wasser nehmen, weil die Hauswurz selbst viel Wasser enthält und dieses freigibt.

Lange Zeit galt der Saft als wirksames Schönheitsmittel gegen Sommersprossen.
Eine der befragten Personen hat mir erzählt, dass sie das ausprobiert, nicht aber die gewünschte Wirkung erzielt hatte.

Nach einem alten, weit verbreiteten Volksglauben, den man auch in Gröden findet, schützt die auf das Dach gepflanzte Hauswurz das Haus vor Blitzschlag (und Feuersgefahr überhaupt).

Interessantes:

Diese blitzschützende Eigenschaft bestätigt auch der Verfasser der ersten Naturgeschichte in deutscher Sprache, der Regensburger Domherr Konrad von Megenberg (1374): „die maister / die sich fleizent zauberei / die sprechent / daz ez [= die Hauswurz] den donr und daz himelplatzen [= Blitzschläge] verjag / und dar umb pflanzet man ez auf den häusern.“
Otto Brunfels, der Verfasser eines berühmten Kräuterbuches um 1532, machte sich bereits über diese Volksanschauung lustig und spöttelte: „Müst freylich ein stumpffer / unnd ein doller blyx sein / den solichs klein kreütlin solt widerlegen.“
Aus dem 9. Jahrhundert n. Chr. ist uns die so genannte ‚Landgüterverordnung‘ (Capitulare de villis) erhalten geblieben, die von Karl dem Großen stammen soll. Der Anfang dieser Verordnung scheint von Karl dem Großen zu stammen, der Sohn Ludwig der Fromme dürfte sie dann ausgebaut haben. In dieser Verordnung werden unter anderem 72 Nutzpflanzen und 16 Obstbaumarten aufgezählt (z. B. Rauten und Rosmarin, Minze und Eibisch, Liebstöckel, Rainfarn und Salbei), deren Anbau und Pflege angeordnet wird. Die Verordnung schließt diese Aufzählung mit dem Satz: „... et ille hortulanus habeat super domum suam Jovis barbam“ („... und der Landmann hat auf seinem Hause die Hauswurz zu haben“), vgl. Willfort 1977: 183.
„Es sei aber ausdrücklich bemerkt, dass von blitzwehrenden Eigenschaften der Hauswurz an dieser Stelle nicht die Rede ist. Hauswurzarten wurden nach dem Zeugnis des Dioskurides schon in de Antike auf den Häusern gepflanzt“ (HW des dt. Aberglaubens, Band 3: 1578). Marzell schreibt Ähnliches in seinem *Wörterbuch der deutschen Pflanzennamen* (1943). Dies wird in der Bezeichnung *tectorum*, vom lateinischen *tectum* (= Dach) ausgedrückt. Heute wird die Pflanze sowohl Dachwurz als auch Hauswurz genannt. „Bei der Namensgebung *Dach*- oder *Haus*wurz spielt die Tatsache eine entscheidende Rolle, dass sie ursprünglich in West- oder Mitteleuropa aus rein praktischen Gründen gepflanzt worden ist. Und zwar, um lehmbedeckte Dachfirste und Mauerkronen gegen die Auswaschung zu

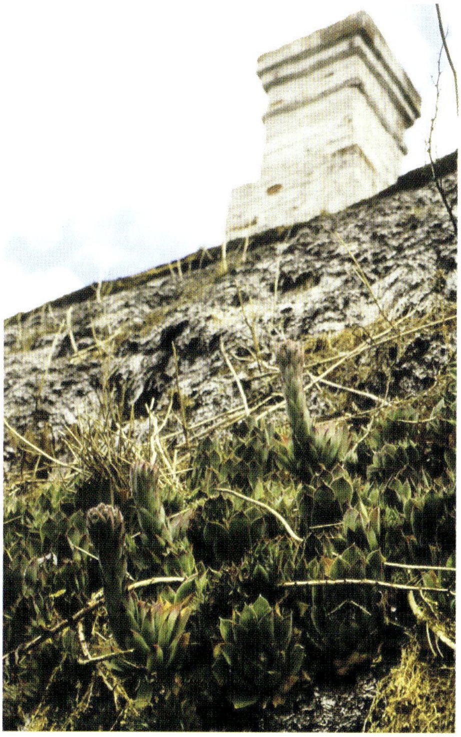

schützen und zusammenzuhalten" (Hegi, 1984).
„Die tiefe Ursache dieser Volksanschauung [Blitzschutz] mag in der Naturbeobachtung liegen, dass die Hauswurz in ihrer exponierten Lage am Dache den größten Unwettern ausgesetzt ist und unversehrt bleibt, anderseits die Tatsache, dass die Häuser, auf deren Dächern die Hauswurz gedeiht, tatsächlich viel weniger vom Blitz getroffen werden. Die moderne Naturwissenschaft und Technik hat diesen alten Volksglauben zu ergründen versucht und scheint auch eine einleuchtende Ursache gefunden zu haben. Jedes Blatt der Hauswurz endigt in einer feinen Spitze, die den elektrischen Spannungsausgleich zwischen Erde (Dach) und Luft erleichtert. Durch diesen ununterbrochenen Ausgleich kommt es gar nicht zur Funkenentladung durch den Blitz. Diese Erkenntnisse brachten es mit sich, dass auch bereits der Blitzableiter in seiner bisherigen Bauart als überholt beurteilt wird und vom so genannten ‚Blitzschutz' immer mehr verdrängt wird. Man zieht nicht mehr den Blitz an und leitet ihn ab, sondern schützt sich vor der Blitzentladung durch Anbringung einiger Büschel fein zugespitzter Drähte auf dem Dach, mit entsprechender Erdung, die den elektrischen Spannungsausgleich laufend auslösen. Dieses Büschel fein zugespitzter Drähte ist genau der Blattrosette mit ihren spitzen Enden von der Hauswurz nachgeahmt! Man muss nur immer wieder die feine Naturbeobachtung unserer Vorfahren bewundern, die ohne wissenschaftliche Vorbildung, ohne Labor und Instrumente aus den ihnen verfügbaren natürlichen Hilfsmitteln die richtigen auswählten. Jedenfalls sehen wir auch wieder, dass es so gar nicht am Platze ist, bei so vielen Dingen einfach überheblich von einem Volksaberglauben zu sprechen." (Willfort 1977: 183/184)

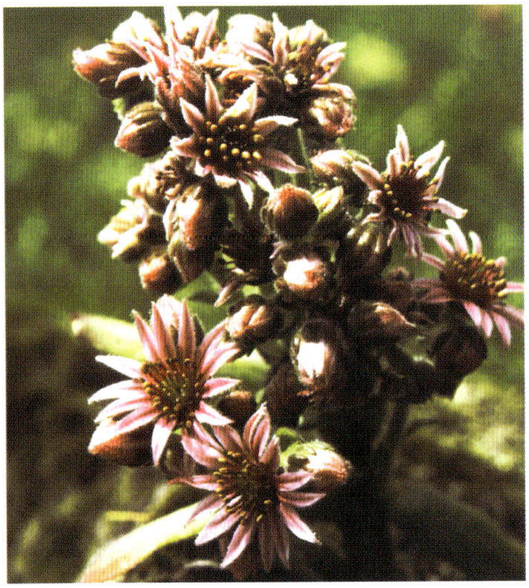

Die heutige Wissenschaft bestätigt uns aber, dass es unmöglich ist, dass die Blätter der Hauswurz als Blitzableiter dienen. Auch die Behauptung, dass „die bisher benutzten Blitzableiter von den büschelförmigen Blitzableitern verdrängt werden", ist falsch. Und mit dem, wie ihn Willfort nennt „bisherigen Blitzableiter" hat man den Blitz noch nie angezogen, sondern man hat sich damit vor einem eventuellen Einschlag und dessen Entladung durch das Erden des Blitzableiters geschützt (Die Informationen zum gegenwärtigen Stand der Dinge wurden bei Blitzschutzexperten eingeholt).

Die Hauswurz wird auch *Wasserblume* genannt.

Heckenrose, Gemeine; Hundsrose; Hagebutte

Rosa canina L.

Grödner-Ladinischer Pflanzenname:

rojula salvera
Die Früchte: pintraponzes, pomacians, puc de cëura, stropacui

Familie:

Rosengewächse (Rosaceae)

Deutsche Volksnamen:

Hagebutte, Heckenrose, Heiderose, Hetschepetsch

Aussehen:

Die Heckenrose ist ein 1 bis 5 m hoher Strauch, dessen Stämme und Äste überhängen. Alle Teile besitzen kräftige Stacheln.
Die Blätter sind gefiedert und bestehen aus 5 bis 7 gezähnten, kahlen, eiförmigen Blättchen. Die Nebenblätter sind verlängert.
Die Blüten sind hellrosa oder fast weiß und kommen einzeln oder in Doldenrispen vor. Sie sind 2 bis 8 cm groß. Die Kelchblätter sind dreieckig, die Staubblätter sind zahlreich. Die Blüten haben fünf Kronblätter.
Die Steinfrüchtchen sind eingesenkt in die eiförmige bis kugelige, bei der Reife rote Scheinfrucht (aus Steinfrüchten zusammengesetzte Frucht), die Hagebutte. Im Innern sind die Hagebutten mit Borstenhaaren versehen, die man als Juckpulver kennt.
Der Geruch der Hagebutten ist angenehm, die Blüten duften lieblich.
Der Geschmack ist säuerlich.

Vorkommen:

Fast in ganz Europa, in Nordafrika, West- und Nordasien.
An Mauern und Sträuchern, in Feldhecken, an Waldrändern und auf sonnigen Hängen.
Bis etwa 1600 m.

Verwechslungen:

Wegen der Früchte könnte die Hundsrose mit der Berberitze (Berberis vulgaris L.) verwechselt werden, da sie auch leuchtend rot sind. Doch sind die Früchte der Berberitze sehr schmal und walzig. Außerdem sind die Blätter nicht gefiedert, sondern einzeln, und die Blütentrauben gelb (siehe *Berberitze; Sauerdorn, Gemeiner*).
Um eine Verwechslung mit der Gartenrose zu vermeiden, muss man nur die Stacheln betrachten: Während die Hundsrose nur eine Art von Stacheln hat, besitzt die Gartenrose zwei verschiedene Stachelarten.

Blütezeit:

Juni bis Juli

Erntezeit:

Blumenblätter: Juni bis Juli.
Früchte (Hagebutten): Oktober und November, nachdem sie einmal durch den Reif erweicht wurden. TIPP: Wenn der erweichende Reif nicht eintritt, kann man die Früchte einen Tag lang in das Gefrierfach geben.

Heilkräftige Pflanzenteile:

Die Scheinfrüchte (frisch und getrocknet), die Blumenblätter und die getrockneten Kerne.
Die Scheinfrüchte können zum Trocknen auch aufgeschnitten werden. Die Kerne werden entfernt, wenn man sie extra haben möchte oder die Droge ohne Kerne wünscht.
Die Kerne werden durch Abspülen von den Härchen befreit und dann erst getrocknet.

Wirkstoffe:

Ätherisches Öl, Flavone, Fruchtsäuren, Gerbstoffe, Pektin, Mineralstoffe, Schleimstoffe, Vanillin, sehr viel Vitamin C, wie auch Vitamin A, B1, B2, E, K und PP, Zucker.

Medizinische Eigenschaften:

Antiseptisch, auswurffördernd, erfrischend, fiebersenkend, harntreibend, hautstärkend, herzregulierend, hustenbekämpfend, nervenstärkend, schleimlösend, schmerzlindernd, tonisch, wundheilend.

Volksmedizin, Volksglaube und Volksaberglaube

Anwendung: Innerlich.

Das Wichtigste an dieser Pflanze ist ihr hoher Vitamin-C-Gehalt.

Gegen die so genannte Frühjahrsmüdigkeit, bei Erkältungen, Husten, Verschleimung, Infektionen und Fieber, bei allgemeiner Schwäche, Mattigkeit, blassem Aussehen, in der Schwangerschaft und bei schlecht heilenden Wunden wird diese Heilpflanze zur Steigerung der Abwehrkräfte des Körpers angewandt, da sie zur Behebung des Vitamin-C-Mangels beiträgt. Die Hagebutten sind zudem besonders Müttern in der Stillzeit zu empfehlen, da sie den Vitamin-C-Gehalt in der Muttermilch steigern.

Der Hagebuttentee, vornehmlich mit den Kernen, ist bei Wasserstauungen, Blasen- und Nierenleiden sowie Nierensteinen und rheumatischen Beschwerden sehr zu empfehlen.

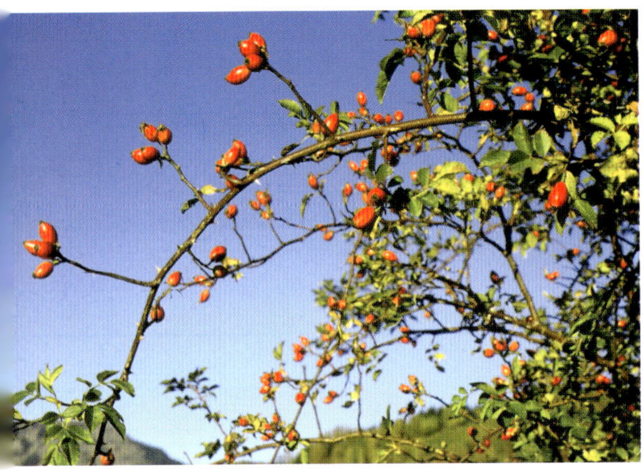

Dieser Tee ist vor allem als Haustee bekannt.

Abkochung: 2 Teelöffel zerkleinerte (frische oder getrocknete) oder ganze frische Hagebutten in $^1/_2$ Liter Wasser kalt aufsetzen, zum Sieden bringen und 10 Minuten kochen lassen.

Besonders gut in Erkältungszeiten ist die Teemischung mit Hagebutten (mit den Kernen) und Lindenblüten im Verhältnis 1:1.
2 Teelöffel dieser Mischung in $^1/_2$ Liter Wasser kalt aufsetzen, zum Sieden bringen und 5 Minuten kochen lassen.
2 bis 3 Mal täglich eine Tasse trinken. Eventuell mit Honig süßen oder mit einem Teelöffel Zitronensaft versetzen.

Auch mit den Blüten dieser Pflanze kann ein sehr gesunder Tee zubereitet werden. Dieser stärkt das Herz, die Nerven, die Augen und reinigt die Haut.

Sehr gesund und auch wohlschmeckend ist die Hagebuttenmarmelade:
Die Früchte gründlich waschen, halbieren und die Kerne entfernen. In einen Topf geben und mit Wasser bedecken. Das Ganze eine Nacht ziehen lassen. Am nächsten Tag eine halbe Stunde kochen lassen und anschließend pürieren. Dann wiegt man die Menge ab und gibt gleich viel Menge an Zucker hinzu. Weitere 10 Minuten unter ständigem Rühren kochen lassen.
Die Marmelade wird heiß in Marmeladegläser abgefüllt und gut verschlossen.
Ein Esslöffel dieser Marmelade am Tag deckt den täglichen Vitamin-C-Bedarf.

Mit den Hagebutten kann man auch einen Likör herstellen:
1 Kilogramm reife Hagebutten wird mit Branntwein übergossen und 10 Tage in die Sonne gestellt.
Danach kocht man 1 Liter Wasser mit $^1/_2$ Kilogramm Zucker auf und gießt alles zusammen. Das Ganze lässt man noch 10 Tage ziehen und füllt es danach in Flaschen ab.

Manche geben zu Mariä Himmelfahrt auch Hagebutten in den Weihbuschen (siehe *Johanniskraut, Echtes*).

Interessantes:

Damit das Vitamin C bei der Zubereitung des Hagebuttentees nicht verloren geht, kann man die Hagebutten eine Stunde lang in 1 Liter Wasser geben und dann erst im selben Wasser 10 Minuten kochen. Bemerkenswert ist, dass der Hagebuttentee über mehrere Stunden seinen vollen Gehalt an Vitaminen behält, während der Vitamingehalt von Tee im Allgemeinen beim Stehen schnell abnimmt. Es ist jedoch zu bedenken, dass nach einem Jahr nur mehr ein Viertel des ursprünglichen Vitamin-C-Gehaltes in den Hagebuttenerzeugnissen enthalten ist.

Malve, Wilde; Eibisch, Echter

a) Malva sylvestris L.; b) Althaea officinalis L.

Grödner-Ladinische Pflanzennamen:

a) melva mata
b) altea

Familie:

Malvengewächse (Malvaceae)

Deutsche Volksnamen:

a) Großblättrige Käsepappel, Große Käsepappel, Malve, Rosspappel, Waldmalve, Wilde Käsepappel

b) Altheewurzel, Eibisch, Heilwurz, Ibisch

Aussehen:

a) Die Malve ist eine zweijährige bis ausdauernde behaarte Pflanze und wird 30 cm bis 1 m hoch.
Der Stängel ist niederliegend bis aufsteigend.
Die Blätter sind lang gestielt, 3- bis 7-lappig.
Die Blüten sind rosaviolett, kommen zu 2 bis 6 in den Blattachseln vor, haben 3 lanzettliche Außenkelchblätter und 5 bis zur Hälfte miteinander verwachsene Kelchblätter. Die Kronblätter sind 2,5 bis 3 cm lang, 3 bis 4 Mal so lang wie der Kelch und tief ausgerandet. Die Staubblätter sind zu einer Röhre verwachsen, die Griffel sind zahlreich.
Charakteristisch sind für alle Malvenarten die kuchenartigen oder käschenartigen Früchte, die bei der Reife in 9 bis 11 Teilfrüchtchen zerfallen.
Der Geruch der Pflanze ist schwach aromatisch.
Der Geschmack ist schleimig.

b) Der Eibisch ist eine 60 cm bis 1,50 m hohe Pflanze.
Der Stängel ist dicht filzig behaart.
Die Blätter sind weißlich bis graugrün, 3- bis 5-lappig bis eiförmig und gestielt.
Die Blüten sind weiß oder rosa, haben einen Kelch mit 5 Kelchblättern, einem kurzen Außenkelch, eine Krone aus 5 herzförmigen Kronblättern und zahlreiche Staubblätter.
Die Frucht besteht aus 10 bis 18 einsamigen Teilfrüchtchen.
Der Geruch der Blüten ist schwach.
Der Geschmack ist schleimig.

Vorkommen:

a) Fast weltweit.
In Dörfern, in der Nähe alter Häuser, Ställe und auf Feldern. An Wegrändern und auf Schuttplätzen.
Sie kommt auch als Zierpflanze in Gärten vor.
Bis etwa 1400 m.

b) In Mittel- und Osteuropa und in Nordasien.
Selten wildwachsend an Waldrändern, auf feuchten, vor allem salzhaltigen Böden.
Sie wird gerne in Bauern- und Hausgärten gepflanzt.
Bis 1100 m.

Verwechslungen:

Verwechslungen können vor allem zwischen der Wilden Malve und der Kleinen Malve oder Wegmalve (Malva neglecta Wallr.) vorkommen. Die Letztere sieht wie die oben beschriebene Wilde Malve aus, doch ist sie, wie ihr Name verrät, kleiner, und ihre Blüten sind rosa bis weiß. Doch ist eine solche Verwechslung nicht schlimm, da man in der Volksmedizin nicht zwischen den verschiedenen Malvenarten unterscheidet.

Blütezeit:	Erntezeit:
Mai bis September	Blüten, Blätter und Wurzeln: Mai bis August

Heilkräftige Pflanzenteile:

Die Blätter, die Blüten und die Wurzel.
Schattig und luftig trocknen. Die Blüten werden durch das Trocknen blau, bei längerer Aufbewahrung im Licht weißlich.

Wirkstoffe:

Ätherisches Öl, Anthocyanglykoside, Gerbstoffe, Schleimstoffe.

Medizinische Eigenschaften:

Leicht abführend, beruhigend, entzündungshemmend, erweichend, harntreibend, hautstärkend, hustenbekämpfend, schleimlösend, wundheilend.

Volksmedizin, Volksglaube und Volksaberglaube

Anwendung: Innerlich und äußerlich.

Die Malve und der Eibisch gehören zur selben Pflanzenfamilie, und vom medizinischen Standpunkt her haben beide dieselben Heilwirkungen.

Beide Pflanzen dürfen auf keinen Fall mit heißem Wasser behandelt werden, da sonst der Schleim verkleistert und unwirksam wird. Deshalb wird der Kaltauszug verwendet:
1 Teelöffel Droge in 1/4 Liter kaltem Wasser etwa 1 Stunde stehen lassen, danach gründlich umrühren und abseihen.
Vor dem Gebrauch sollte man den Tee leicht erwärmen.
Als Badewasserzusatz ist der Kaltauszug bei Geschwüren und unreiner Haut zu empfehlen:
1 bis 2 Hand voll zerkleinerte Droge (Malve oder Eibisch: Blüten, Blätter oder ganzes Kraut) in 1 Liter kaltem Wasser stehen lassen, abseihen, erwärmen und dann in das Badewasser geben. Mit dem Kaltwasserauszug kann man bei unreiner Haut und Pickeln Gesichtumschläge machen.

Malve und Eibisch werden bei allen Krankheiten der Leber verwendet, bei Husten und Keuchhusten.
Malven- und Eibischtee hilft bei Sodbrennen. Mit Petersilie vermischt ist er auch gut für die Nieren und die Blase.
Als Hustentee ist eine Mischung aus gleichen Teilen Malve und Schlüsselblumenwurzel sehr zu empfehlen.

Man kann auch die ganze Pflanze in Wein und Honig kochen. Dieses Mittel ist bei Husten, Heiserkeit, Halsweh und Mundschleimhautentzündungen zu empfehlen. Gegen dieselben Beschwerden kann man auch den Tee als Gurgelmittel verwenden.

Die frischen zerquetschten Blätter der Malve und des Eibischs heilen Schwellungen, Entzündungen, Quetschungen und Insektenstiche.

In der Küche:

Die Malvenblätter kann man in Öl kochen und als Beilage zu den Mahlzeiten essen.

Die Malve kommt im Weihbuschen zu Mariä Himmelfahrt am 15. August vor (siehe *Johanniskraut, Echtes*).

Interessantes:

Früher verwendeten die Kinder, wenn sie zum Spaß ‚Verkäufer und Kunden' spielten, die Früchte der Malve als Brot.
Diese keksähnlichen Früchte wurden von den Kindern früher gegessen.

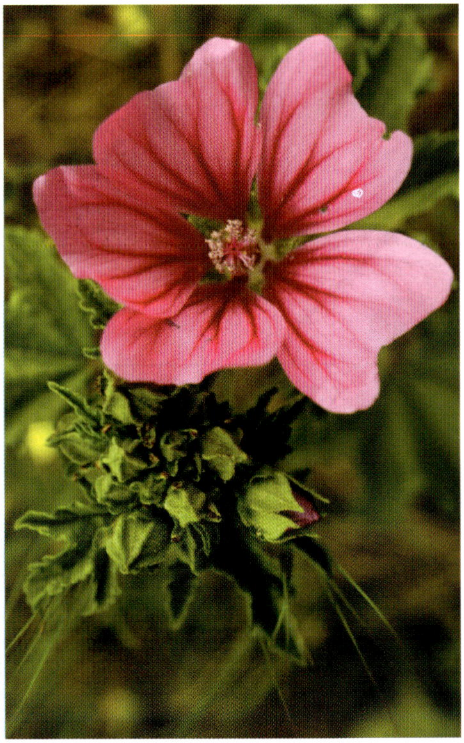

Malve, Wilde

Pfefferminze

Mentha x piperita L.

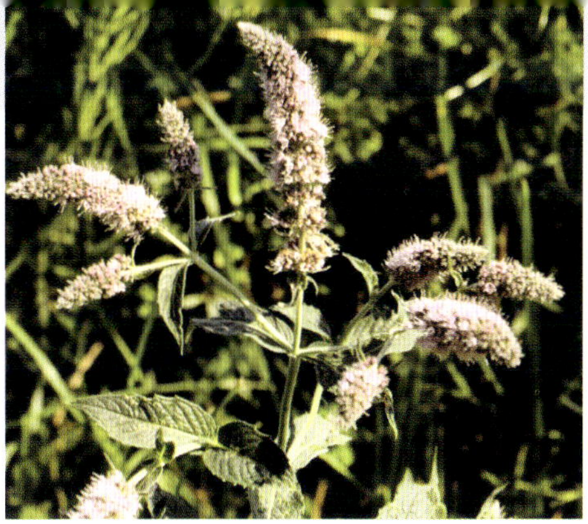

Grödner-Ladinischer Pflanzenname:
minza

Familie:
Lippenblütler (Labiatae)

Deutsche Volksnamen:
Minze, Pfefferminz, Pfefferminze

Aussehen:
Diese Pflanze ist oft über 1 m hoch.
Der Stängel ist aufrecht, vierkantig und meist rötlich angelaufen.
Die gegenständigen Blätter sind gestielt, scharf gesägt, kahl oder mit einzelnen Haaren besetzt und auf beiden Seiten grün oder rot angelaufen. Auf der Unterseite kann man stark hervortretende Nerven beobachten.
Die Blüten kommen in langen, schlanken, endständigen, aus zahlreichen Blütenquirlen bestehenden Ähren vor. Sie sind von purpurner bis violetter Farbe, oft in verschiedenen Farbtönen vorkommend.
Der Kelch ist kahl.
Der Geruch ist angenehm, balsamisch, stark.
Der Geschmack ist stark, erwärmend, hinterher kühlend.

Vorkommen:
In großen Teilen Europas und Amerikas kultiviert, gelegentlich verwildert.
Bis 1300 m.

Verwechslungen:
Es existieren zahlreiche Zwischenformen der Gattung Mentha. Die Arten der Gattung lassen sich grob in zwei Gruppen gliedern: Bei den einen sind die Blüten in stockwerkartig übereinanderstehenden Scheinquirlen in den Achseln der Blätter vereinigt (Poleiminze – Mentha pulegium L., Ackerminze – Mentha arvensis L., Wasserminze – Mentha aquatica L.), bei den anderen schließt der Stängel mit einem ährenartigen, blattlosen Blütenstand ab (Rundblättrige Minze – Mentha suaveolens Ehrh., Grüne Minze – Mentha spicata L. emend. Harley, Krauseminze – Mentha spicata L. var. crispata Schrad., Rossminze – Menta longifolia [L.] Huds. emend. Harley).

Die hier beschriebene Pfefferminze ist keine reine Art mehr, sondern ein durch Kreuzung aus der Grünen Minze und der Wasserminze schon vor Beginn der Neuzeit entstandener Bastard. Sie gehört zur zweiten oben aufgezählten Gruppe.

Die Heilwirkungen der verschiedenen Arten sind sehr ähnlich. Doch sind die Minzen in großen Dosen nicht ungefährlich. Vor allem die Poleiminze ist sehr gefährlich. Bei der Pfefferminze sind kaum Vergiftungen zu erwarten.

Blütezeit:	Erntezeit:
Juli bis September	Blätter vor der Blüte

Heilkräftige Pflanzenteile:
Die beblätterten Triebe und die Blätter.

Wirkstoffe:
Ölige, antiseptisch wirkende Essenz (Menthol), flavonhaltige Substanzen, Gerbstoffe.

Medizinische Eigenschaften:
Antiseptisch, beruhigend, krampflösend, nervenstärkend, schlaffördernd, stimulierend.

Volksmedizin, Volksglaube und Volksaberglaube

Anwendung: Innerlich.

Der Tee (Aufguss) beruhigt den Magen, wirkt gut gegen Nervosität, hilft beim Einschlafen und sorgt für einen ruhigen Schlaf.
Es ist als Haustee überaus bekannt und wirkt auch stimulierend.

Interessantes:
Die Minzen dürften ihre Urheimat im Fernen Osten gehabt haben, da in den ältesten chinesischen Kräuterbüchern immer wieder Hinweise auf die Heilkraft der Minzen vorkommen.

Salbei, Echter/Gemeiner; Gartensalbei

Salvia officinalis L.

Grödner-Ladinischer Pflanzenname:
jalvé de verzon

Familie:
Lippenblütler (Labiatae)

Deutsche Volksnamen:
Edelsalbei, Gartensalbei, Salbei

Aussehen:
Der Salbei ist ein ausdauernder Halbstrauch mit behaarten Ästen.
Der Stängel ist vierkantig und im unteren Teil verholzt.
Die Blätter sind schmal-elliptisch, graugrün, gestielt, derb, fein gekerbt und etwas runzelig. Die Blüten sind violett, selten weiß, und in ährenartigen Blütenständen angeordnet. Die Krone besteht aus einer fast geraden Ober- und einer dreilappigen Unterlippe.
Der Geruch der Pflanze ist aromatisch, balsamisch, würzig.
Der Geschmack ist würzig, leicht bitter.

Vorkommen:
In Südeuropa; sonst nur kultiviert.
In windgeschützter, warmer Lage auf steinigen, kalkhaltigen Böden.
Bis 2000 m.

Verwechslungen:
Da der Echte Salbei in Mitteleuropa praktisch nur kultiviert vorkommt, kann man ihn eigentlich nicht mit dem Wiesensalbei (Salvia pratensis L.) verwechseln. Der Letztere ist nicht verholzt und hat einen eher schwachen Geruch.

Die Heilkraft der zwei Arten, Echter Salbei und Wiesensalbei (*jalvé de pra*), ist dieselbe.

Blütezeit:	Erntezeit:
Juni bis August	Blätter: Den ganzen Sommer über; auch noch im Herbst bei sonnigem, warmem Wetter

Heilkräftige Pflanzenteile:
Die Blätter (frisch und getrocknet).
Sie sollten im Schatten getrocknet und oft gewendet werden.

Wirkstoffe:
Ätherisches Öl, bestehend aus Borneol, Kampfer, Linalool, Pinen, Salviol, Salven, Terpenen, Thujon und Zineol, Bitterstoffe, Eiweiß, Flavonoide, Gerbstoffe, Gummi, ein Saponin, Stärke.

Medizinische Eigenschaften:
Antidiabetisch, antiseptisch, appetitanregend, blutreinigend, entzündungshemmend, gallensekretionsfördernd, hustenbekämpfend, krampflösend, menstruationsregulierend, milchsekretionshemmend, schleimlösend, schweißhemmend, stimulierend, verdauungsregulierend, windtreibend, wundheilend.

Volksmedizin, Volksglaube und Volksaberglaube

Anwendung: Innerlich und äußerlich.

Sehr bekannt als Desinfektionsmittel: Wenn man das Zahnfleisch stärken, den Hals desinfizieren und Entzündungen des Rachenraumes vorbeugen will, sollte man mehrmals am Tag ein Salbeiblatt kauen und es dann ausspucken.

Bei Halsschmerzen kann man Salbeitee zum Gurgeln benutzen, bei Zahnfleischentzündungen den Mund auszuspülen.

Wenn jemand während der Nacht schwitzt oder im Allgemeinen sehr viel schwitzt, aber auch für gebärende Mütter und Frauen in den Wechseljahren sowie für Mädchen in der Pubertät ist der Salbeitee wegen seiner Wirkung auf die Hormone sehr zu empfehlen.
Wenn man an den Füßen schwitzt, soll man Salbeiblätter in die Strümpfe oder in die Socken geben.

Salbeitee hat eine regulierende Wirkung auf den Zuckergehalt im Blut und unterstützt deshalb die Behandlung von Diabetes.

Gesüßt mit Honig ist er ein gutes Mittel gegen Reizhusten, er wirkt schleimlösend.

Der Salbei erleichtert die Abstillung, weil er die Milchsekretion hemmt. Damit können auch Milchstauungen und deren nachteilige Folgen vermieden werden.

Zubereitung des Tees:
Salbei in kochendes Wasser geben (ein gehäufter Teelöffel für 1/4 Liter Wasser), kurz mit aufkochen lassen, dann vom Feuer nehmen.
Zum Gurgeln lässt man Salbei 10 Minuten im heißen Wasser ziehen.
Zum Trinken sollte der Salbei 3 Minuten lang kochen. Dies, weil der Salbei viel ätherisches Öl enthält, das beim Gurgeln sehr wirksam ist, beim Trinken aber nicht dabei sein sollte. Nach 3 Minuten ist das Öl verkocht.
Bei Hautausschlägen und eiternden Wunden sind Salbeibäder, mehrmals täglich, sehr zu empfehlen. Auch wirken die Bäder anregend und stärkend und sind übermüdeten Leuten sehr zu empfehlen.

Auch bei Schwellungen verwendet man den Salbei, indem man frische Blätter davon auf die zu behandelnde Stelle gibt.

Bei Mundgeruch kann man Salbeitee zum Ausspülen verwenden.

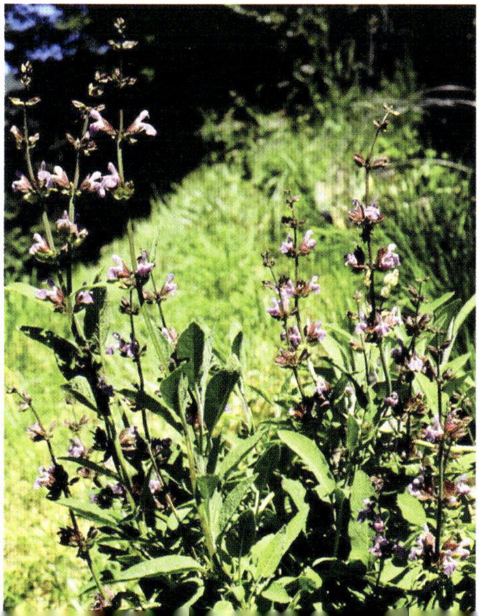

Wer dunkles Haar hat, kann es mit Salbeitee waschen, damit die Wurzeln gestärkt werden und das Haar leuchtet.

In der Küche:

Salbei wird auch viel in der Küche verwendet. Er hat eine sehr starke Würzkraft, schmeckt wunderbar zu Fleisch und in Soßen.

Salbeiblätter kann man, wie Holunderblüten, in Teig ausbacken.

ACHTUNG!

Übertreiben ist selten gesund. Auch bei der Anwendung des Salbeis ist aufzupassen: Bei Einnahme großer Mengen davon kann es zu Vergiftungserscheinungen kommen. Natürlich ist der Salbei nichts für stillende Mütter, da er ja die Milchmenge reduziert. Die Blätter vor dem Verwenden gut abwaschen, nicht staubig benutzen.

Der Salbei wird auch zum Desinfizieren von Schränken benutzt. Er hinterlässt einen guten Geruch.

Salbei wurde in der Zaubermedizin verwendet. Man schrieb gewisse magische Worte auf das Blatt und aß es dann. Diese Anwendung setzte man z. B. gegen Fieber ein.

Einer christlichen Legende nach hat der Salbei die Heilkräfte von der Muttergottes als Dank für seine Hilfe (Versteck) erhalten, als die Mutter mit dem Kind auf der Flucht vor Herodes war.

Interessantes:

Heilkräuter-Merkversen aus dem 14. Jh.:
Cur moriatur homo, cui Salvia crescit in horto?
(Warum stirbt der Mensch, dem Salbei im Garten wächst?)
Contra vim mortis non est medicamen in hortis.
(Gegen den Tod ist kein Kräutlein im Garten gewachsen.)

Der Salbei ist auch im Weihbuschen für das Marienfest enthalten (siehe *Johanniskraut, Echtes*).

Schafgarbe, Gemeine

Achillea millefolium L.

Grödner-Ladinischer Pflanzenname:
ciarinac de pra

Familie:
Korbblütler (Compositae)

Deutsche Volksnamen:
Bauchwehkraut, Feldgarbe, Frauendank, Frauenkraut, Schafgarbe

Aussehen:
Die Schafgarbe ist eine 15 bis 60 cm hohe ausdauernde Pflanze.
Der Stängel ist aufrecht, beblättert und zäh.
Die Blätter sind behaart.
Die Blüten sind zu einem reichblütigen traubendoldigen Blütenstand vereinigt. Die Scheibenblüten sind weiß, die Zungenblüten haben dagegen weiße, rosa und rote Farbvariationen.
Die kleine Frucht ist länglich und grau.
Der Wurzelstock ist kriechend.
Der Geruch der Blüten und Blätter ist fein und würzig.
Der Geschmack ist bitter, herb.

Vorkommen:
Fast in ganz Europa und in Nordasien.
Auf Wiesen und an Weg- und Feldrändern. Sie ist sehr widerstandsfähig und genügsam, meidet nur nasse oder sehr feuchte Böden.
Die Schafgrabe findet man auf den Wiesen, bevor das Gras das erste Mal gemäht wird.
Bis etwa 2500 m.

Verwechslungen:
Für das ungeübte Auge ist eine Verwechslung mit dem Kümmel möglich. Dieser hat ähnliche Blütenstände und ebenso fein gefiederte Blätter.

Auch gibt es mehrere Unterarten der hier beschriebenen Schafgarbe, doch haben sie alle die gleichen Wirkstoffe und deshalb auch die gleichen Heilwirkungen. Sehr geschätzt wird die Moschus-Schafgarbe (Achillea moscata Wulf.). Diese riecht stärker und ist größer als die anderen Sorten und ist in Gröden sehr verbreitet.

Blütezeit:	Erntezeit:
Juni bis Ende Oktober	Ganzes Kraut oder nur Blätter: Juni bis September (später blühende Pflanzen haben eine schwächere Heilwirkung)

Heilkräftige Pflanzenteile:
Das ganze, blühende Kraut (ohne Wurzel) oder nur die Blütenstände und die Blätter.
Im Schatten trocknen, vor Licht und Feuchtigkeit geschützt aufbewahren.

Wirkstoffe:
Ein Alkaloid, ätherisches Öl (mit Azulenogenen, Chamazulen), Bitterstoffe, Eiweiß, Furocumarin, Gerbstoffe, Glykoside, Gummi, Harz, Kalium, Nitrate, organische Säuren, Phosphor, Stickstoffverbindungen, ein dem Vitamin A ähnlicher Bestandteil, Vitamin C.
Hauptsächlich das ätherische Öl gibt der Pflanze ihre Wirkung.

Medizinische Eigenschaften:
Adstringierend, appetitanregend, blutbildend, blutreinigend, blutstillend, entzündungshemmend, harntreibend, hautstärkend, herzregulierend, hustenbekämpfend, krampflösend, menstruationsregulierend, nervenstärkend, schlaffördernd, schmerzlindernd, tonisch, verdauungsregulierend, windtreibend, wundheilend, zirkulationsfördernd.

Volksmedizin, Volksglaube und Volksaberglaube

Anwendung: Innerlich und äußerlich.

Die Schafgarbe ist eine Heilpflanze, die bei den Grödnern besonders bekannt und beliebt ist.

Ein altes Sprichwort sagt:
„De ciarinac l bon té, dëssa l'ëiles n bever assé" (Vallazza 1992 : 28).
(= Von dem guten Schafgarbentee sollen die Frauen viel trinken.)

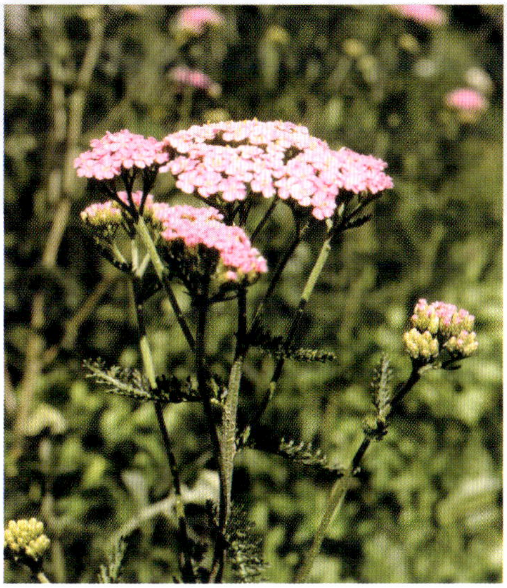

Der Schafgarbentee ist an erster Stelle für die Stärkung der Gebärmutter gut. Er hilft bei Unterleibsschmerzen und Weißfluss, stillt innere wie äußere Blutungen und regelt die zu übermäßigen wie auch die zu geringen Monatsblutungen. Dies geschieht deshalb, weil diese Heilpflanze alle blutzirkulatorischen Verhältnisse günstig beeinflusst.

Der Schafgarbentee ist bei Magenstörungen, Durchfall und Blähungen zu empfehlen, er stärkt das Herz, die Nerven, die Lunge, den Blutkreislauf, den Magen und den Darm und ist appetitanregend.
Schafgarbentee hilft beim Einschlafen und verhilft zu einem guten Schlaf.
Die Schafgarbe hilft auch, wenn man schwindelig ist, und als Aufguss bei unreiner Haut und Hautflecken.
Schafgarbentee mindert alle Beschwerden gichtischer und rheumatischer Art.
Auch bei Husten wird er verwendet.

Zubereitung:
Blüten mit kochendem Wasser übergießen, dann 10 Minuten ziehen lassen und abseihen. Eine Tasse nüchtern am Morgen und eine Tasse am Abend vor dem Schlafengehen ungesüßt trinken.
Dieser Tee ist sehr geeignet für Frühjahrs- und Herbstkuren, da er blutreinigend und harntreibend wirkt.

Voll- oder Sitzbäder unterstützen die Wirkung von Teekuren bei Unterleibsschmerzen und den anderen hier genannten Beschwerden.
Schafgarbenbad:
50 bis 75 g Schafgarbe mit 1 Liter kochendem Wasser übergießen, 20 Minuten ziehen lassen und abseihen. Dann dem Vollbad zusetzen.
Für ein Sitzbad verwendet man weniger Kraut.

Bei schlecht heilenden Wunden und Schnitten sind Bäder sehr zu empfehlen wie auch das Auflegen von zerstoßenen Schafgarbenblättern.
Man kann eine gute Salbe gegen Hämorrhoiden herstellen: Einige Schafgarbenblüten mit einer Hand voll Wegerich in gutem Fett (geschmolzene Butter) braten, bis die Masse bräunlich wird. Dann abseihen und in Tiegel füllen.

Man kann auch einen Schafgarbenlikör zubereiten: Man nimmt ein 1/2-Liter-Glas und füllt es mit Schafgarbe, dann gießt man Alkohol darüber und lässt das Ganze zwei Wochen in der Sonne stehen. Danach kocht man 1 Liter Wasser mit 400 Gramm Zucker und gibt den Inhalt des Glases hinzu. Man lässt das Ganze noch ein bisschen ziehen, seiht es dann durch ein Tuch ab und füllt es in Flaschen.
Diesen Likör nimmt man ein, wenn man sich schwach fühlt.

In der Küche:

Die ganz jungen Blätter können als Gewürz für fettige Speisen (verdauungsregulierend), aber auch für Suppen und Salate verwendet werden.

Interessantes:

Es ist nochmals hervorzuheben, dass diese Pflanze widersprüchliche Wirkungen hat: sie wirkt blutstillend wie blutbildend, hilft bei Hautproblemen und Entzündungen, kann aber auch Hautallergien hervorrufen.

ACHTUNG!

Eine zu starke Dosierung und der Gebrauch über einen längeren Zeitraum können Schwindel, Kopfschmerzen und Hautausschläge erzeugen. Auch würde die Leber darunter leiden.
Einige Menschen reagieren beim bloßen Berühren der Schafgarbe auf diese allergisch : Es können Hautausschläge vorkommen. In diesem Fall darf die Pflanze in keiner Form verwendet werden.

Nadelbäume

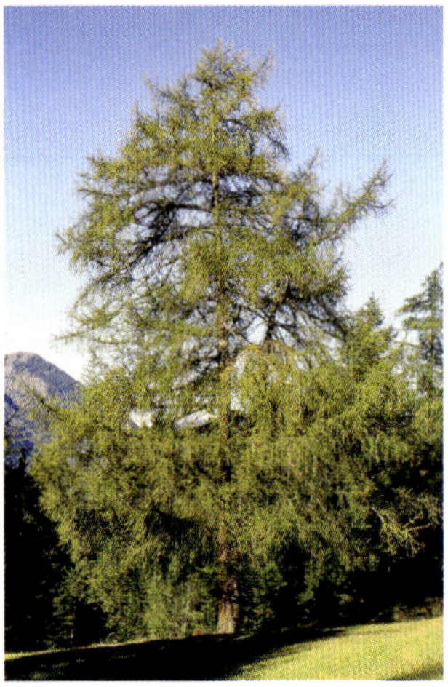

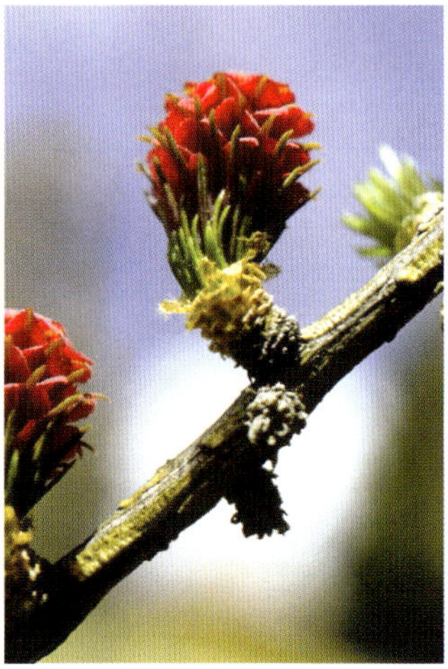

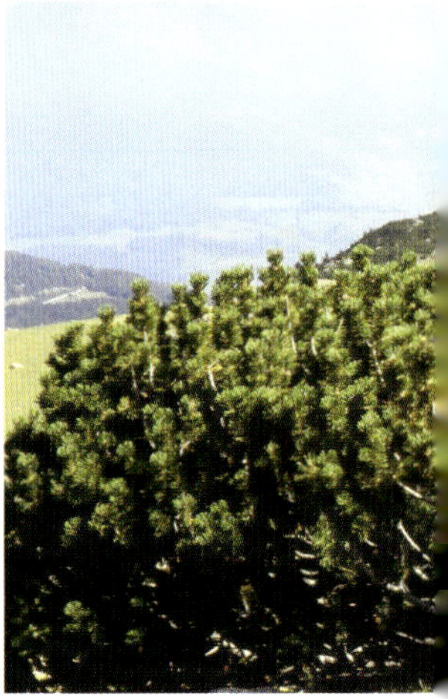

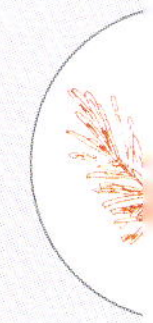

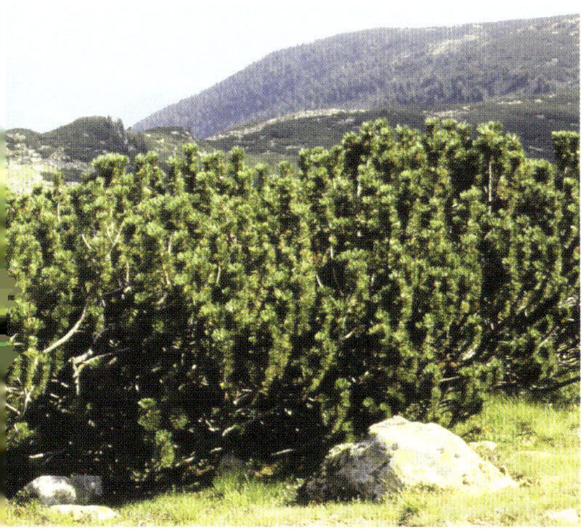

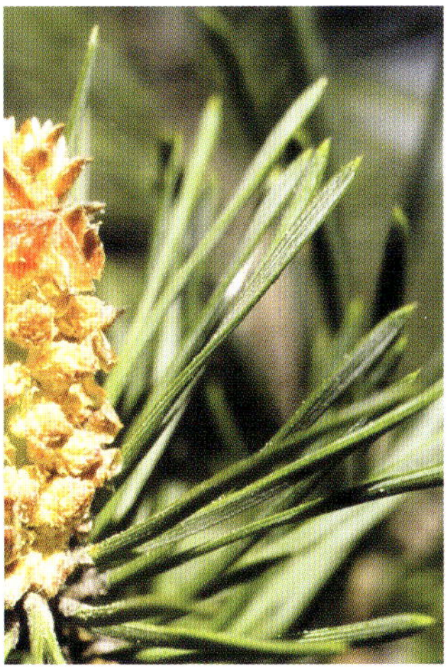

Fichte Rotfichte Rottanne

Picea abies (L.) Karst.

Grödner-Ladinischer Pflanzenname:
pëc

Familie:
Kieferngewächse (Pinaceae)

Deutsche Volksnamen:
Feichte, Fichte, Rotfichte, Rottanne, Schwarztanne

Aussehen:
Die Fichte ist ein Nadelbaum, der bis zu 40 m hoch werden kann und eine pyramidenförmige Krone hat.
Sie ist eine einhäusige Pflanze mit getrennt vorkommenden kurzen, roten bis gelblichen männlichen Blüten (als Kätzchen ausgebildet) und weiblichen, karminroten Blütenständen. Die weiblichen Zapfen sind zur Zeit der Bestäubung zylindrisch, rot und aufrecht, zur Zeit der Samenreife hellbraun, hängend, 10 bis 15 cm lang.
Der Stamm ist gerade, jung mit glatter, hellbrauner, später mit rotbrauner bis grauer, schuppiger Rinde. Er ist auffallend regelmäßig verzweigt, mit fast waagrecht abstehenden Ästen.
Die jungen Triebe sind kahl oder schwach behaart.
Die Blätter sind nadelförmig und immergrün, spitz, vierkantig und dunkelgrün. Sie sind 1,5 bis 3 cm lang.
Der Geruch ist harzig, aromatisch.
Die jungen Triebe und Nadeln schmecken etwas bitter, harzig, reizend.

Vorkommen:
Fast in ganz Europa, im Süden nur in den Gebirgen (bekanntester, wichtiger Waldbaum).
Die Fichte kommt in Mischwäldern oder häufiger in fast reinen Beständen vor. Sie bevorzugt feuchten, etwas sauren Boden.
Sie wächst bis zur Waldgrenze hinauf.

Verwechslungen:
Die Fichte wird oft mit der Tanne verwechselt oder es wird sogar überhaupt nicht zwischen den beiden unterschieden. Doch hat die Fichte eine rotbraune Rinde, eine pyramidenförmige Krone und hängende Zapfen, die Tanne hingegen eine hellgraue Rinde, einen adlerhorstähnlichen Wipfel, aufrecht stehende und nicht hängende Zapfen. Zudem ist die Tanne an den zwei weißlichen Streifen auf der Unterseite der Nadeln zu erkennen.

Blütezeit:	Erntezeit:
Mai bis Juni	Frühjahrstriebe (Triebspitzen): Mai. Das Harz am besten zwischen Juni und August sammeln.

Heilkräftige Pflanzenteile:
Die Triebspitzen, die Nadeln, die Zapfen und das frisch austretende Harz.
Sowohl die Frühjahrstriebe wie auch die jungen und die ausgewachsenen Nadeln verlieren durch Lagern rasch ihren relativ hohen Vitamin-C-Gehalt.

Wirkstoffe:
Frühjahrstriebe wie Nadeln enthalten ätherisches Öl, Bitterstoffe, Gerbstoffe, Glykoside, Harz und viel Vitamin C (zerschnittene Nadeln enthalten mehr Vitamin C als nicht zerschnittene Nadeln).
Stamm und Rinde: Terpentin. Terpentin ist der Hauptbestandteil des Harzes. Das Terpentin enthält etwa 15 bis 20 % ätherisches Öl, etwa 70 % reines Harz und noch einige andere Inhaltsstoffe wie Pinen, Limonen.

Medizinische Eigenschaften:
Adstringierend, antiseptisch, aromatisch, atemregulierend, auswurffördernd, balsamisch, blutreinigend, entzündungshemmend, erweichend, leicht harntreibend, hustenbekämpfend, nervenstärkend, schleimlösend, schmerzlindernd, schweißtreibend, stimulierend, tonisch, wundheilend, zirkulationsfördernd.

Volksmedizin, Volksglaube und Volksaberglaube

Anwendung: Innerlich und äußerlich.

Früher gingen vor allem die Bauernjungen Harz sammeln. Man nannte sie ‚Pechklauber'. Mit diesem Harz machte man *reja batuda* (*reja* = Harz, *bater* = schlagen, behauen), Harzpflaster. Man behaute das Harz, und es wurden auch Heilkräuter wie z. B. Kamillen und Schweinefett hineingegeben. Diese Pflaster verwendete man bei Blutvergiftungen und Wunden verschiedenster Art: wenn man sich schnitt oder wenn man sich mit einem rostigen Nagel stach oder sich einen Holzsplitter einzog.
Es gibt auch jetzt noch Leute, die das Harz der Fichte bei solchen Verletzungen benutzen.

Dieses Harz durfte früher in keiner hausgemachten Salbe fehlen. Auch heutzutage werden noch Salben mit dem Fichtenharz hergestellt:

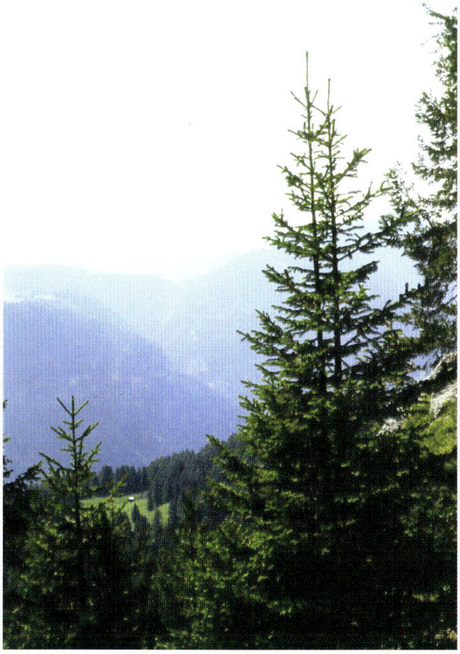

Dafür muss man das Harz kochen. Anschließend seiht man es, um es zu säubern. Danach gibt man ein Drittel der Menge an Olivenöl dazu.
Diese Salbe ist sehr gut bei eiternden Wunden (sie zieht den Eiter heraus) und bei Hühneraugen.

Früher haben Kinder und Erwachsene dieses Harz an Stelle des heutigen ungesünderen Kaugummis gekaut.
Meine Eltern kauten es auch als Kinder, und ich habe es auch ausprobiert.

Der Fichtenhonig ist in Gröden sehr bekannt:
Dazu werden die Frühjahrstriebe benutzt, die im Mai gesammelt werden. Achtung: Es darf davor nicht geregnet haben!
Die Triebe in eine Pfanne voll Wasser geben und eine halbe Stunde kochen lassen. Danach eine ganze Nacht ziehen lassen. Am nächsten Tag abseihen. Auf jeden Liter Saft 800 Gramm Zucker oder Bienenhonig hinzugeben und das Ganze etwa 1 Stunde lang kochen, dann abkühlen lassen. Wenn man sieht, dass der Honig noch zu flüssig ist, noch einmal kochen lassen, bis er dickflüssig wird.
Danach in Marmeladegläser füllen, verschließen und im Kühlen aufbewahren. Eventuell hart gewordener Honig wird wieder flüssig, wenn man das Glas in ein warmes Wasserbad gibt.
Dieses Heilmittel sollte sogleich bei Beginn von Erkrankungen der Atmungsorgane oder bei Lungenschwäche sowie bei Neigung zu Bronchialkatarrhen teelöffelweise eingenommen werden.
Er soll innerhalb eines Jahres verbraucht und jedes Jahr im Frühjahr wieder bereitet werden. Es ist ein sehr gesunder Honig, den man auch als Brotaufstrich, in Tee aufgelöst oder einfach nur so einnehmen kann.

Der Fichtennadeltee ist bei grippösen Erscheinungen und Erkältungskrankheiten (Husten, Katarrh, Heiserkeit), chronischer Bronchitis, rheumatischen Beschwerden, Erschöpfungszuständen und nervöser Unruhe zu empfehlen. Dieser Tee wirkt auch schweißtreibend, blutreinigend und leicht harntreibend. Des-

halb wird er auch gegen Blasenkatarrh und als Blutreinigungstee gerne verwendet.
Er ist bei der so genannten Frühjahrsmüdigkeit wegen Vitamin-C-Mangel ein sehr gutes Mittel und so auch bei Zahnfleischblutungen, wenn er regelmäßig getrunken wird:
1 bis 2 Teelöffel zerkleinerte Frühjahrstriebe oder junge Nadeln mit 1 Liter heißem Wasser übergießen und etwa 15 Minuten ziehen lassen. Honig oder Rohzucker zum Süßen verwenden.
Der Tee wird auch zu Inhalationen verwendet (siehe unten).

Der Fichtenzapfentee ist gut bei Halsentzündungen und Verschleimung der Atem- und Sprechorgane.

Bäder:
Man kann sich mit Fichtennadel- oder Fichtentriebeaufguss auch Bäder bereiten.
2 Hand voll Nadeln oder junger Triebe mit 5 Liter heißem Wasser übergießen, etwa 20 Minuten ziehen lassen und dem Badewasser zusetzen.

Fichtennadelbäder wirken nerven- und muskelstärkend, fördern die Durchblutung und befördern die Heilung schlecht heilender Wunden.

Das Einatmen der Dämpfe des ätherischen Öls von Fichtennadeln hat sich bei Katarrhen, Entzündungen der Rachenhöhle und der Luftröhre als sehr wirksam erwiesen. Es fördert auch die Durchblutung.
Fichtennadeln parfümieren und desinfizieren. Sie wirken auswurffördernd und erleichtern das Atmen. Wir können deshalb auch die Luft unseres Schlafzimmers damit verbessern und dadurch unsere Lunge reinigen. Wenn man also Atmungsbeschwerden und deshalb Probleme hat einzuschlafen oder überhaupt gut zu schlafen, hilft es, sich ein großes Bündel Nadel(baum)äste neben das Bett zu legen.

ACHTUNG!

Bei der Teezubereitung durch Aufguss kommt es, selbst bei der Verwendung von frisch geernteten Trieben und Nadeln, zu einem Vitamin-C-Verlust von etwa 50 %. Daher würden nicht sogleich verwendete Knospen und Nadeln einen noch höheren Vitamin-C-Verlust erleiden!

Siehe *Föhre;Waldkiefer* und *Lärche*.

Interessantes:

Der Bernstein der Ostseeküste ist Fichtenharz aus früheren Epochen.
Die Verwendung des Terpentin(öl)s zu Heilzwecken ist von großer Bedeutung (siehe *Lärche*).

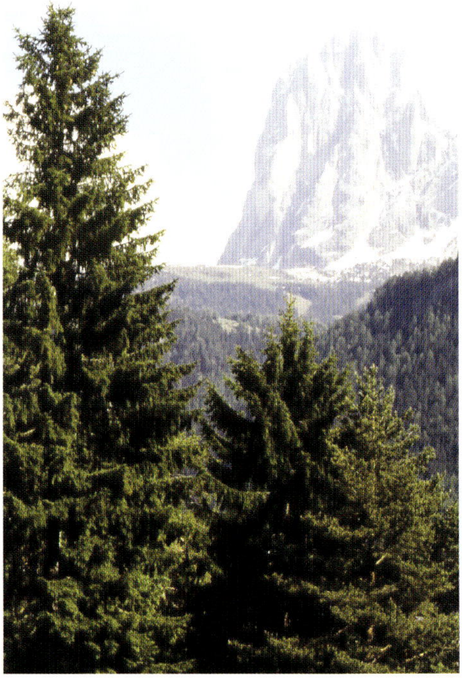

Föhre Waldkiefer

Pinus sylvestris L.

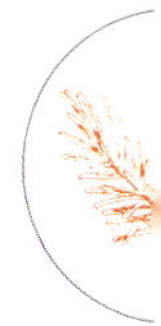

Grödner-Ladinischer Pflanzenname:
pinch

Familie:
Kieferngewächse (Pinaceae)

Deutsche Volksnamen:
Föhre, Kiefer

Aussehen:
Die Föhre ist ein bis über 40 m hoher einhäusiger Baum mit unregelmäßig schirmförmiger Krone bei alten, und kegelförmiger Krone bei jungen Bäumen.
Der aufrechte Stamm ist zuerst mit fuchsroter, dann mit graubrauner, rissiger, schuppiger Rinde überzogen. Auch im unteren Teil ist der Stamm rotbraun gefärbt.
Die Blätter sind nadelförmig und immergrün, spitz, steif, auf der flachen Seite dunkel-bläulichgrün, im Querschnitt halbkreisförmig. Sie befinden sich zu 2 an den Enden von den Kurztrieben und sind 4 bis 6 cm lang.
Die männlichen Blüten sind in größerer Zahl gehäuft, spiralig stehend und gelb. Aus den weiblichen Blüten bildet sich ein kleiner, kugelig bis eiförmiger, 2,5 bis 7 cm großer Zapfen, erst rötlich, später braun und holzig. Die Samenschuppen sind spreizend und spatelförmig.
Der Geruch ist aromatisch, harzig.
Der Geschmack der jungen Triebe und Nadeln ist aromatisch, harzig-bitter.

Vorkommen:
In Mittel- und Nordeuropa, in Südeuropa vor allem im Gebirge. In Nord- und Kleinasien.
Die Föhre kommt in Mischwäldern oder im Reinbestand auf trockenen (Sand- und Schotterflächen, auf Felsen) oder moorigen Böden vor.
Sie ist lichtliebend, sonst anspruchslos.
Bis etwa 2000 m.

Verwechslungen:
Wenn man sich das Aussehen der Nadeln und der Zapfen nach der oben stehenden Beschreibung einmal eingeprägt hat, können Verwechslungen mit anderen Nadelbäumen ausgeschlossen werden.

Blütezeit:	Erntezeit:
Mai	Frühjahrstriebe (Triebspitzen): Mai. Die Zapfen werden Ende Juni, Anfang Juli gesammelt.

Heilkräftige Pflanzenteile:
Das frisch ausfließende Harz, die Frühjahrstriebe, die Nadeln und die Zapfen.
Sowohl die Frühjahrstriebe wie auch die jungen und die ausgewachsenen Nadeln verlieren durch Lagern rasch ihren hohen Vitamin-C-Gehalt.

Wirkstoffe:
Frühjahrstriebe wie Nadeln enthalten ätherisches Öl, Bitterstoffe, Gerbstoffe, Glykoside, Harz und viel Vitamin C (zerschnittene Nadeln enthalten mehr Vitamin C als nicht zerschnittene Nadeln).
Stamm und Rinde: Terpentin. Terpentin ist der Hauptbestandteil des Harzes. Das Terpentin enthält etwa 15 bis 20 % ätherisches Öl, etwa 70 % reines Harz und noch einige andere Inhaltsstoffe wie Pinen, Limonen.

Medizinische Eigenschaften:
Adstringierend, antiseptisch, aromatisch, atemregulierend, auswurffördernd, balsamisch, blutreinigend, entzündungshemmend, erweichend, leicht harntreibend, hustenbekämpfend, nervenstärkend, schleimlösend, schmerzlindernd, schweißtreibend, stimulierend, tonisch, wundheilend, zirkulationsfördernd.

Volksmedizin, Volksglaube und Volksaberglaube

Anwendung: Innerlich und äußerlich.

Eine Frau erzählte mir, dass die Leute früher das Harz der Föhre für die Wundbehandlung bearbeitet haben. Sie nahmen das Harz und gaben Talg und Honig u. a. hinein. Ihr Mann aber kratzte zu früheren Zeiten, wenn die Kinder eine Wunde hatten, die gelben Harztropfen vom Baum ab und gab das Harz, so wie es war, auf die Wunde.

Mit den Föhrenzapfen macht man Honig:
Dazu benutzt man die ersten, kleinen Zapfen. Diese dürfen dabei nicht zu grün sein, aber auch nicht zu reif; in der Mitte müssen sie noch rot sein.
Die Zapfen halbieren oder auch in mehrere kleine Scheiben schneiden und in ein Marmeladeglas geben. Danach eine Schicht Zucker in das Glas geben und darauf eine Schicht Zapfen, dann wieder eine Schicht Zucker und eine mit Zapfen usw. Die letzte Schicht besteht aus Zucker. Das Glas gut verschließen und in die Sonne stellen. Der Zucker muss nach 5 Tagen zergangen sein. Ab dem 3. Tag, wenn der Zucker schon zur Hälfte zergangen ist, muss man das Glas jeden Tag gut schütteln.

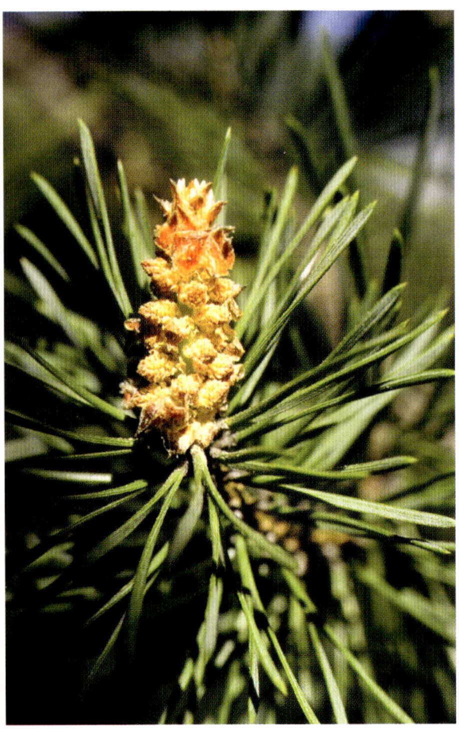

Das Ganze wird 3 Monate lang in der prallen Sonne stehen gelassen. Danach wird es abgeseiht und in Marmeladegläser gegeben.
Diesen Honig kann man löffelweise einem kleinen Kind geben.
Dieser Honig ist vor allem bei Erkrankungen der Atmungsorgane, Rachenentzündungen und Husten zu empfehlen. Einen Teelöffel jede Stunde oder alle zwei Stunden einnehmen. Am besten in eine Tasse Tee geben und schluckweise trinken.

Die übrigen heilkräftigen Pflanzenteile und Heilwirkungen sind wie bei der Fichte (siehe *Fichte; Rotfichte; Rottanne*: Honig mit Frühjahrstrieben, Tee, Bäder, Salben, ‚Kaugummi', Inhalationen, Dämpfe).

Interessantes:

Die Föhre kann Heuschnupfen hervorrufen.
Die Verwendung des Terpentin(öl)s zu Heilzwecken ist von großer Bedeutung (siehe *Lärche*).

Lärche

Larix decidua Mill.

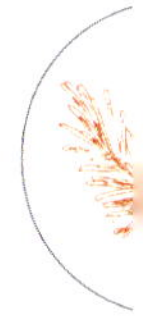

Grödner-Ladinischer Pflanzenname:

leresc

Familie:

Kieferngewächse (Pinaceae)

Deutscher Volksname:

Lörbaum

Aussehen:

Die Lärche ist ein einhäusiger lichthungriger Baum und hat deshalb das Bestreben, über die anderen Bäume hinauszuragen. Sie ist durch diesen in der Jugend besonders starken Höhenwuchs anfangs sehr schlank und setzt erst in späten Jahren breitere Jahresringe an.
Die Lärche verliert als einziger Nadelbaum alljährlich die Nadeln. Diese sind hellgrün, flach, 2 bis 3 cm lang und stehen zu 15 bis 20 in Büscheln, nur bei den jungen Trieben einzeln. Die Nadeln färben sich dann im Herbst wie die Blätter der Laubbäume goldgelb.
Die roten wohlriechenden weiblichen Blüten entwickeln sich zu kleinen, aufrecht stehenden, hellbraunen, kugelförmigen Zäpfchen.
Nadeln, Harz und Rinde haben einen balsamischen Geruch.
Der Geschmack des Harzes ist terpentinartig.

Vorkommen:

In fast ganz Europa.
Die Lärche gedeiht am besten im Gebirge und kommt im Reinbestand, doch auch inmitten anderer Nadelbäume vor.
Sie besiedelt frische wie auch trockene Standorte, doch auf sehr nährstoffarmen Sanden ist sie nicht anzutreffen. Sie ist frost-, sturm- und hitzebeständig, nicht sehr anspruchsvoll, doch liebt sie viel Licht.
Ab 1000 m bis zur Baumgrenze.

Verwechslungen:

Die Lärche hat einige unverkennbare Merkmale: die Nadelbüschel, die hellgrüne Farbe der Nadeln im Frühjahr und im Sommer, die goldgelben Nadeln im Herbst, die kahlen Äste im Winter.

Blütezeit:	Erntezeit:
April/Mai	Frühjahrstriebe (Triebspitzen): Mai Harz und Nadeln: Mai bis Ende August

Heilkräftige Pflanzenteile:

Das Harz, die jungen Triebe, die Nadeln.

Wirkstoffe:

Frühjahrstriebe wie Nadeln enthalten ätherisches Öl, Bitterstoffe, Gerbstoffe, Glykoside, Harz und viel Vitamin C (zerschnittene Nadeln enthalten mehr Vitamin C als nicht zerschnittene Nadeln).
Stamm und Rinde: Terpentin. Terpentin ist der Hauptbestandteil des Harzes. Das Terpentin enthält etwa 15 bis 20 % ätherisches Öl, etwa 70 % reines Harz und noch einige andere Inhaltsstoffe wie Pinen, Limonen.

Medizinische Eigenschaften:

Adstringierend, antiseptisch, aromatisch, atemregulierend, auswurffördernd, balsamisch, blutreinigend, entzündungshemmend, erweichend, leicht harntreibend, hustenbekämpfend, nervenstärkend, schleimlösend, schmerzlindernd, schweißtreibend, stimulierend, tonisch, wundheilend, zirkulationsfördernd.

Volksmedizin, Volksglaube und Volksaberglaube

Anwendung: Innerlich und äußerlich.

Das Harz der Lärche wird hier in Südtirol ‚Lörget‘ (Lergeth, Lerget, Lärgeth, Lörgat) genannt. Die Grödner nennen es *argià*.

Das Lörget ist Hauptbestandteil der meisten Salben und wird vor allem gegen Verwundungen verwendet.
Es wurden auch Pflaster damit hergestellt (siehe *Fichte; Rotfichte; Rottanne*).
Die im Lörget enthaltenen ätherischen Öle sind ein gutes Desinfektionsmittel.

Zur Linderung entzündeter Wunden legt man zerstoßene Nadeln darüber.
Auch der Absud der zerstoßenen Nadeln heilt offene Wunden.

Die übrigen heilkräftigen Pflanzenteile und Heilwirkungen sind wie bei der Fichte (siehe *Fichte; Rotfichte; Rottanne*: Tee, Bäder, ‚Kaugummi', Inhalationen, Dämpfe).

Das Lörget ist flüssig im Baum vorhanden, d. h. es ist nicht kristallisiert.
Um das Lörget zu gewinnen wurde der Baum angebohrt, wobei es bestimmte Regeln zu befolgen gab.
Eine der befragten Personen erzählte mir, wie sie das Lörget-Sammeln als Kind erlebt hat: Im Sommer, wenn sie auf der Alm waren, musste sie zusammen mit ihrem Bruder ein Brett an den Stamm der Lärche halten, und eine erwachsene Person hat dann mit einem Feuer das Harz aus dem Baum gewonnen. Das Harz floss hinab, und die beiden Kinder fingen es mit dem Brett auf.
Das Lörget wird auch heute noch, wenn auch eher selten, gesammelt.
Die Lärche ist die Frühlingsverkünderin des Nadelwaldes.

Siehe *Fichte; Rotfichte; Rottanne* und *Föhre; Waldkiefer.*

Interessantes:

Das Lärchenharz liefert das feinste, das so genannte venetianische Terpentin. Der harzigölige Saft wird durch Filtration gereinigt und in den Handel gebracht.
Früher war dies ein wichtiger Bestandteil in der Industrie zur Herstellung von Seifen, Siegellack, Firnis und Schmierölen und auch im Schiffsbau.

Die Verwendung des Terpentin(öl)s zu Heilzwecken ist von großer Bedeutung. Das Terpentinöl bzw. die terpentinhaltigen Zubereitungen müssen jedoch in der Apotheke besorgt werden.

Das Terpentin der Lärche ist das feinste, doch ist das Terpentin aller Nadelholzarten in der Heilwirkung gleichwertig.

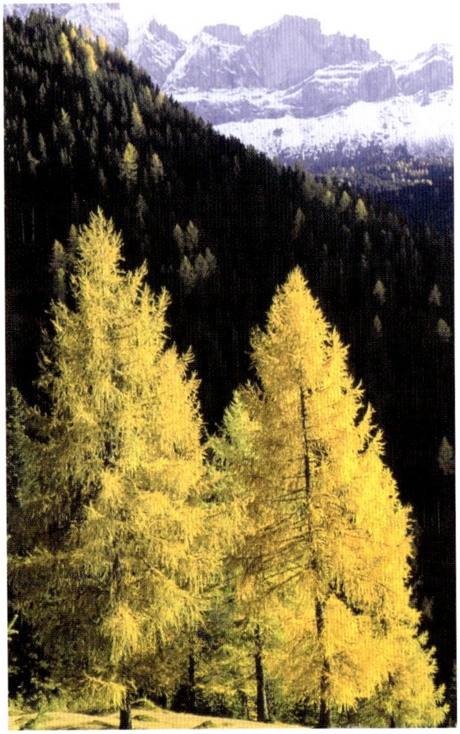

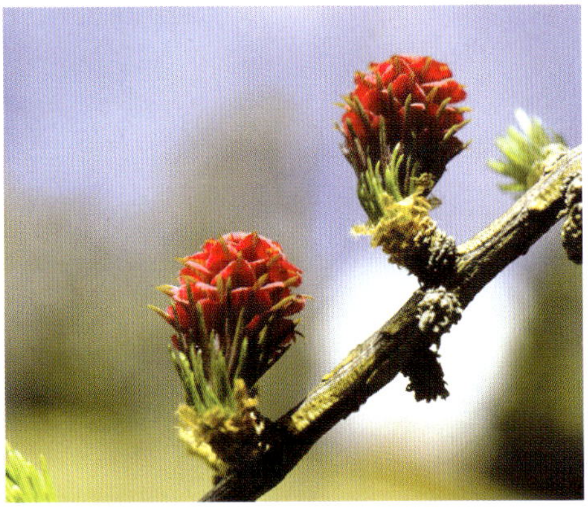

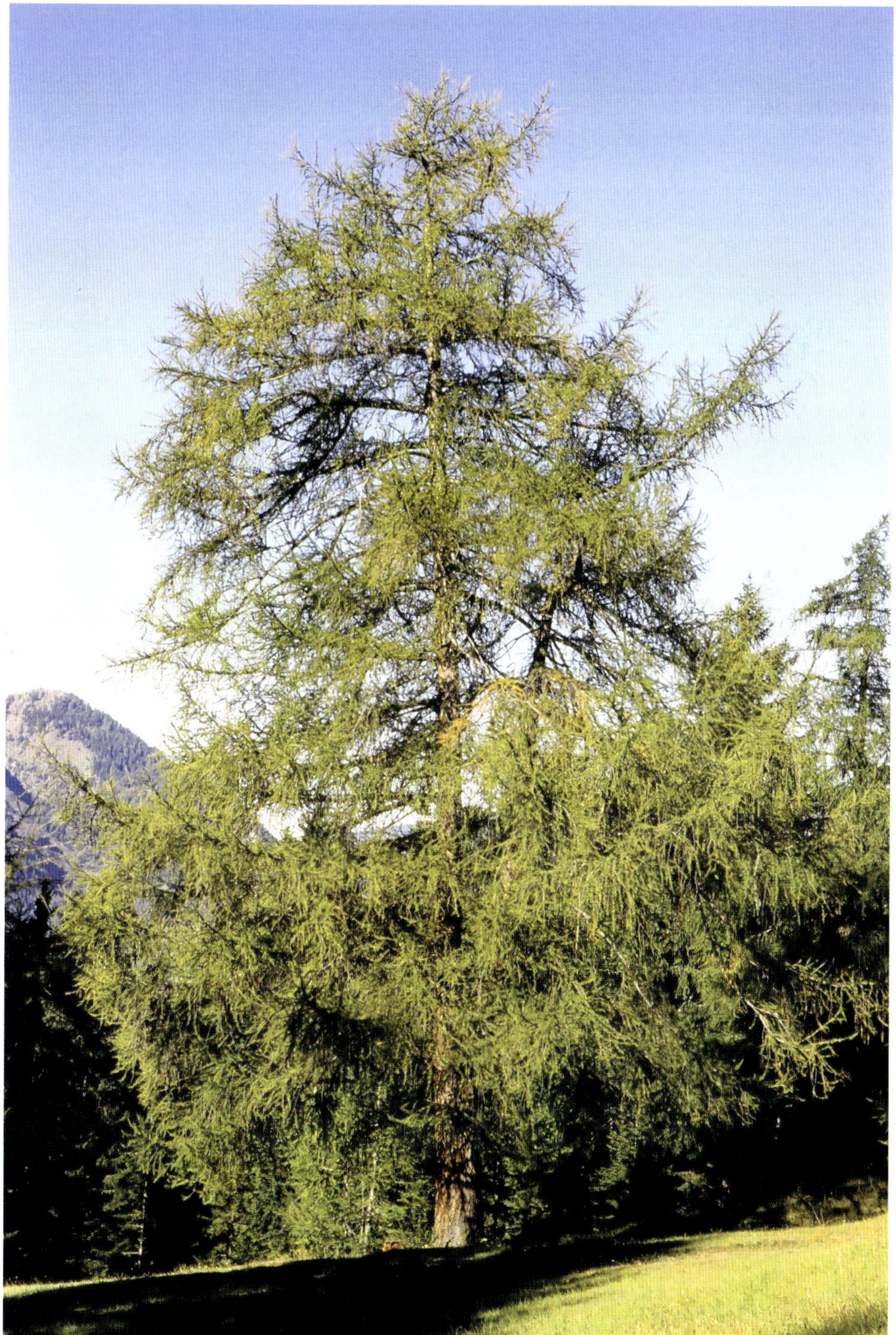

Latsche Bergkiefer Latschenkiefer

Pinus mugo Turra

Grödner-Ladinischer Pflanzenname:

barantl

Familie:

Kieferngewächse (Pinaceae)

Deutsche Volksnamen:

Latsche, Legföhre, Knieholz, Krummholz

Aussehen:

Die Latsche ist ein niederliegender, 2 bis 5 m hoher Strauch oder Baum mit bis zur Spitze grauschwarzer Rinde und aufsteigenden Ästen.
Die Knospen haben einen glänzenden Harzüberzug.
Die Blätter sind nadelförmig und befinden sich zu 2 an den Enden von Kurztrieben. Sie sind immergrün und 1 bis 5 cm lang. Im Querschnitt sind sie halbkreisförmig.
Die männlichen Blüten sind in größerer Zahl gehäuft, spiralig stehend und gelb.
Die weiblichen Zapfen sind dunkelbraun, kugelig bis eiförmig, aufrecht abstehend bis abwärts geneigt und 2 bis 5 cm lang. Die Samenschuppen sind spreizend und spatelförmig.
Der Geruch ist harzig, aromatisch.

Vorkommen:

In den Ostalpen, in den Sudeten, im Erzgebirge.
Die Latsche ist ein typisches Hochgebirgsgehölz und wächst an trockenen Steilhängen, Felsbändern und Geröllhalden. Sie kommt häufig in Reinbeständen vor.
Bis über 2000 m (sie wächst in der Regel über der Baumgrenze).

Blütezeit:	Erntezeit:
Juni bis Juli	Zweige: Frühjahr

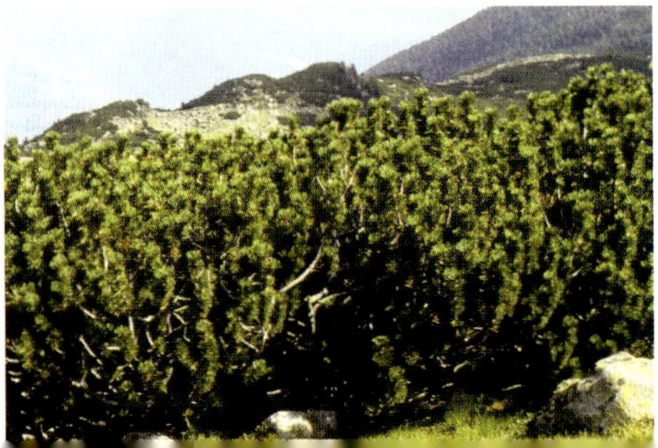

Verwechslungen:

Verwechslungen sind ausgeschlossen weil die Latsche niederliegend ist.

Heilkräftige Pflanzenteile:

Die Zweige.

Wirkstoffe:

Ätherisches Öl, meist Pinen, Phellandren, Limonen.

Medizinische Eigenschaften:

Antiseptisch, aromatisch, atemregulierend, auswurffördernd, balsamisch, beruhigend, entzündungshemmend, erweichend, hustenbekämpfend, schleimlösend, schmerzlindernd, stimulierend, tonisch, zirkulationsfördernd.

Volksmedizin, Volksglaube und Volksaberglaube

Anwendung: Innerlich und äußerlich.

Das so genannte Latschen(kiefer)öl ist ein sehr bekanntes Heilmittel.
Das von eigenen ‚Latschenbrennereien' gewonnene ätherische Öl ist ein ausgezeichnetes Inhalationsmittel bei Erkrankungen der Atemwege. Zudem wird der Extrakt zu medizinischen Bädern verwendet, bei nervösen Zuständen, zur Anregung des Kreislaufes und bei allgemeiner Schwäche.
Er ist Bestandteil von Raumsprays, Hustenbonbons, Salben und Einreibemitteln bei Erkältungskrankheiten und Rheuma, von Nasensalben, Nasentropfen, Sprays.

Im Frühling pflückt man die Triebspitzen der Latschenkiefer, gibt sie in ein Marmeladeglas, bedeckt sie mit gutem Olivenöl und stellt es für 7 Wochen in die Sonne. Danach abseihen. Mit diesem Öl kann man bei Husten die Brust der Kinder einreiben, darüber ein warmes Wolltuch geben und die ganze Nacht einwirken lassen.

Interessantes:

Die Latsche ist für die Aufforstung von Hängen wichtig, wo es Erdrutschgefahr gibt, da das Wurzelwerk der Pflanze das Erdreich fest hält.

Zirbelkiefer

Pinus cembra L.

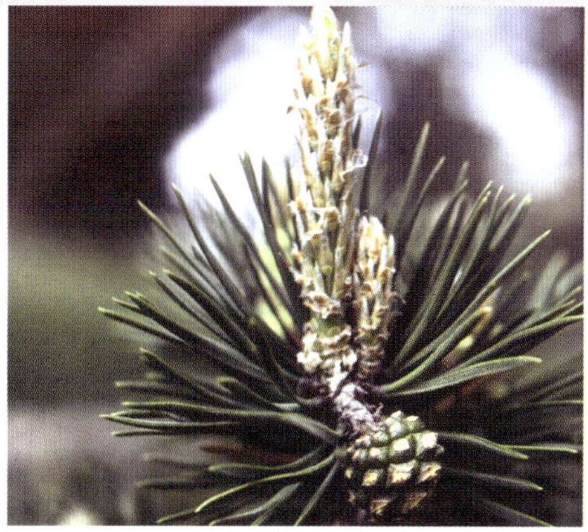

Grödner-Ladinische Pflanzennamen:

zirm
cier

Familie:

Kieferngewächse (Pinaceae)

Deutsche Volksnamen:

Kiefer, Zirbel, Zirbelkiefer, Zirm

Aussehen:

Die Zirbelkiefer ist ein 10 bis 25 m hoher immergrüner Nadelbaum, mit waagrecht abstehenden Zweigen und einer meist säulenförmigen Krone.
Die Knospen sind schmal-eiförmig, meist zugespitzt und verharzt. Die Knospenschuppen sind braun bis dunkelbraun, zugespitzt und durch Harz gelblichgrau gefärbt.
Die Blätter sind nadelförmig und immergrün, 5 bis 12 cm lang, gerade, starr aufrecht und kommen zu 5 in Kurztrieben vor.
Die männlichen Blüten kommen als 1 bis 2 cm lange, eiförmige, aufrecht oder abstehend rote Kätzchen vor. Diese sind nach der Blütezeit länglich und gebogen. Die weiblichen Blüten kommen als eiförmige, gestielte, aufrecht oder abstehende, dunkelrot-violette Zäpfchen vor. Die jungen Zapfen sind blaugrün bis hellviolett, zur Reife purpur- bis zimtbraun, aufrecht (!), ei- oder tonnenförmig, 5 bis 13 cm lang und 3,5 bis 8 cm breit. Die Zapfenschuppen sind am Ende etwas umgeschlagen.
Der Geruch ist aromatisch, harzig.
Der Geschmack der Zirbelzapfen ist sehr intensiv und harzig.

Vorkommen:

Seltener Nadelbaum der Hochgebirge (Alpen und Karpaten).
Bis etwa 2300 m.

Verwechslungen:

Wenn man sich das Aussehen der Nadeln und der Zapfen nach der oben stehenden Beschreibung einmal eingeprägt hat, können Verwechslungen mit anderen Nadelbäumen ausgeschlossen werden.

Erntezeit: **Zirbelzapfen mit -nüssen**

Herbst (vor allem Oktober)

Heilkräftige Pflanzenteile:

Die Zirbelzapfen mit den Zirbelnüssen.

Wirkstoffe:

Aminosäuren, ätherisches Öl, Jod, Eisen, Kalium, Kobalt, Magnesium, Mangan, Kupfer, viele wichtige Vitamine, Zink.

Medizinische Eigenschaften:

Atemregulierend, auswurffördernd, erweichend, hustenbekämpfend.

Volksmedizin, Volksglaube und Volksaberglaube

Anwendung: Innerlich.

Die Zirbelnüsse (*brol, broi*) in Milch kochen, mit Honig süßen und schluckweise trinken. Das ist eine gute Medizin bei Husten und für die Lunge.

Zirbelnüsse sind auch nur zum Knabbern sehr gesund.
Die Nüsse müssen in mühevoller Handarbeit aus der Schale gelöst werden.
Früher ging man oft Zirbelzapfen sammeln, nahm die Nüsse heraus und bewahrte sie für den Winter auf.
Heutzutage nehmen sich nur mehr wenige Leute die Mühe dazu.

Interessantes:

100 g Zirbelnüsse decken den täglichen Bedarf an Kalium, Kobalt, Kupfer, Magnesium, Mangan und Zink.

Gemüse

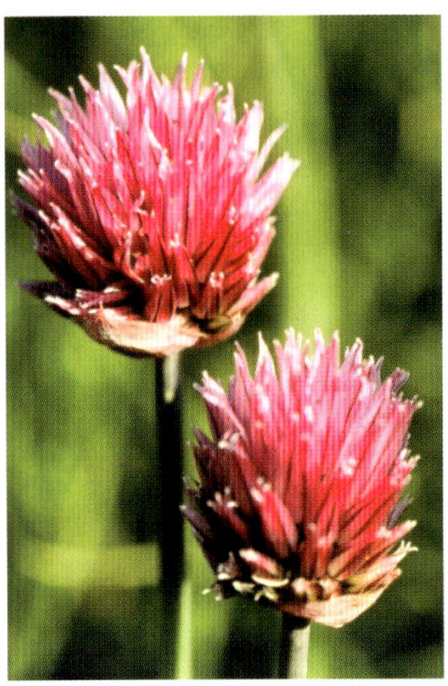

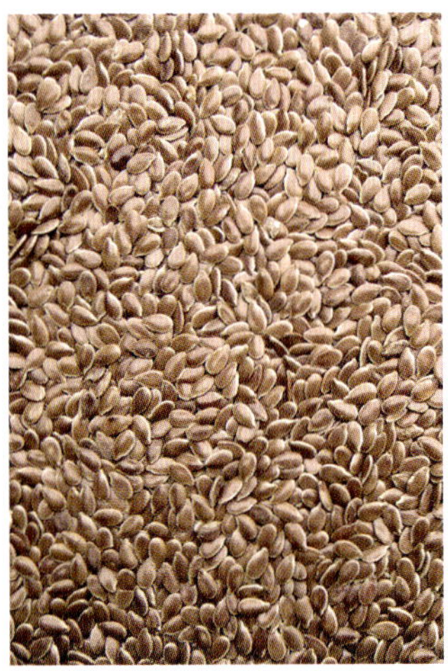

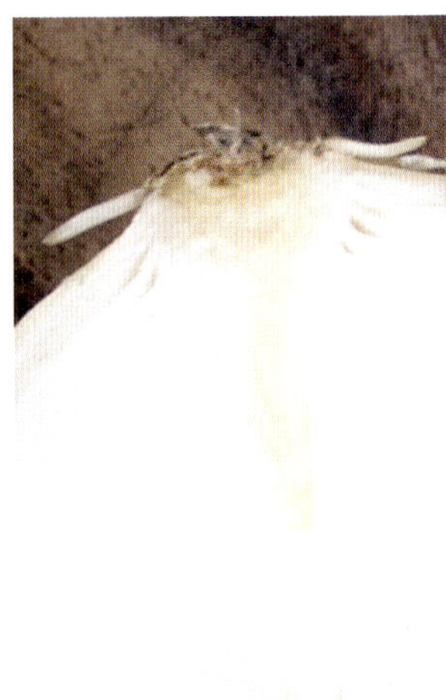

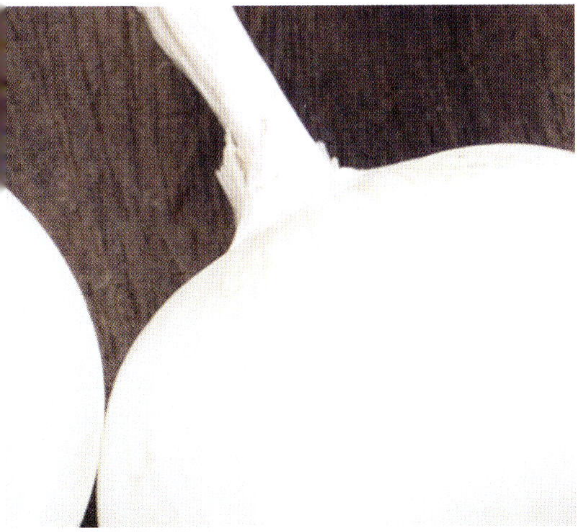

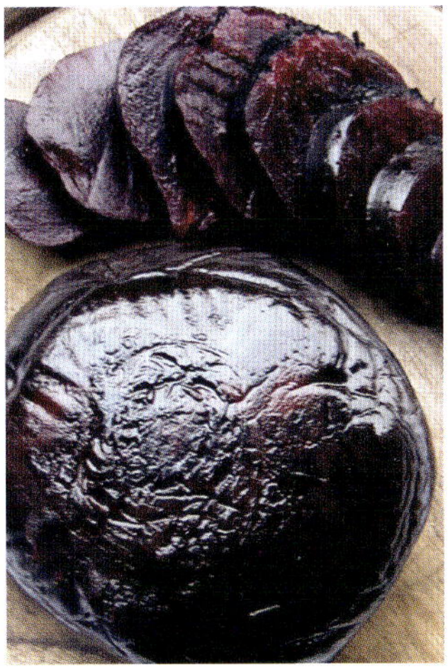

Brunnenkresse, Echte

Nasturtium officinale R. Br.

Grödner-Ladinischer Pflanzenname:
cherscion

Familie:
Kreuzblütler (Cruciferae)

Deutsche Volksnamen:
Bachkresse, Brunnenkresse

Vorkommen:
In Mitteleuropa fast überall.
Sie wächst in Bächen, Gräben und Quellen, wo es gutes Wasser gibt.
Bis 2400 m.

Blütezeit:	Erntezeit:
Mai bis September	Ganzes Kraut: Mai bis September

Heilkräftige Pflanzenteile:
Die ganze Pflanze ohne Wurzel.

Wirkstoffe:
Mineralsalze, Senfschwefelglykoside, Vitamin A, B2, C, E und PP.

Medizinische Eigenschaften:
Blutreinigend, harntreibend, stimulierend, wurmtreibend.

Volksmedizin, Volksglaube und Volksaberglaube

Anwendung: Innerlich.

Die Brunnenkresse wird als Salat gegessen. Sie soll am besten ganz frisch verwendet werden.

Sie ist sehr gesund und stimulierend, wirkt vor allem blutreinigend, harn- und wurmtreibend.

ACHTUNG!

Vor dem Gebrauch gründlich waschen.

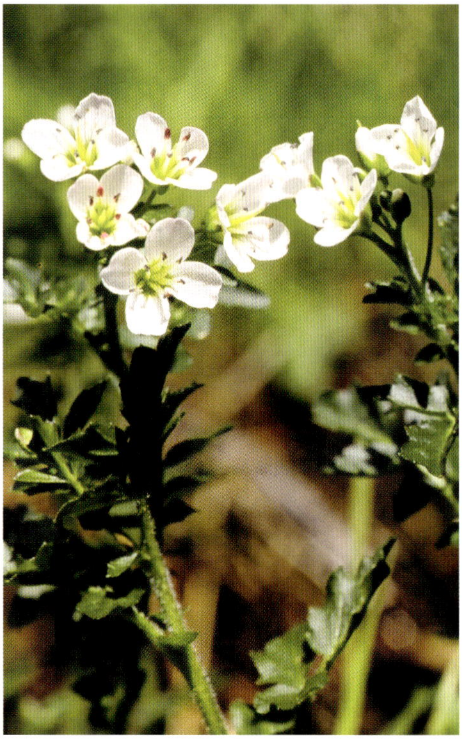

Guter Heinrich

Chenopodium bonus-henricus L.

Grödner-Ladinischer Pflanzenname:
giamëta

Familie:
Gänsefußgewächse (Chenopodiaceae)

Deutsche Volksnamen:
Gänsefuß, Wilder Spinat

Vorkommen:
In Mitteleuropa.
Fast überall in der Nähe menschlicher Siedlungen.
Bis 3000 m.

Blütezeit:	Erntezeit:
Juni bis August	Ganze Pflanze: Juni bis August

Heilkräftige Pflanzenteile:
Die ganze Pflanze.

Wirkstoffe:
Mineralsalze (Eisen), Saponine, Vitamin C.

Medizinische Eigenschaften:
Abführend, blutbildend, blutreinigend.

Volksmedizin, Volksglaube und Volksaberglaube

Anwendung: Innerlich.

Der Gute Heinrich ist vielen Grödnern bekannt. Eine Frau erzählte mir, dass sie während dem Ersten Weltkrieg geboren sei und dass ihre Mutter sie in der großen Armut vor allem mit Wildem Spinat aufgezogen habe.

Er ist blutreinigend, blutbildend und führt dem Körper wichtige Mineralsalze zu. Zudem bringt er bei Stuhlgangproblemen Erleichterung.

In der Küche:
Guter Heinrich wird an Stelle der Spinatfüllung für Schlutzkrapfen (eine Südtiroler Spezialität aus der Bauernküche) oder für andere Teigwaren benutzt.

Anmerkung:
Auch der Mangold (lat. Beta vulgaris L. var. cicla Pers.; Grödner-ladinisch *arbëta*) kann als Spinatersatz verwendet werden.

Die Wirkstoffe und die Heilwirkungen der drei Pflanzen Spinat, Mangold und Guter Heinrich sind sehr ähnlich.

ACHTUNG!

Alle drei Pflanzen enthalten auch große Mengen an Oxalsäuresalz. Deshalb dürfen Rheumatiker, Diabetiker und Personen mit Nieren-, Leber- und Magenproblemen nur sehr wenig davon essen.

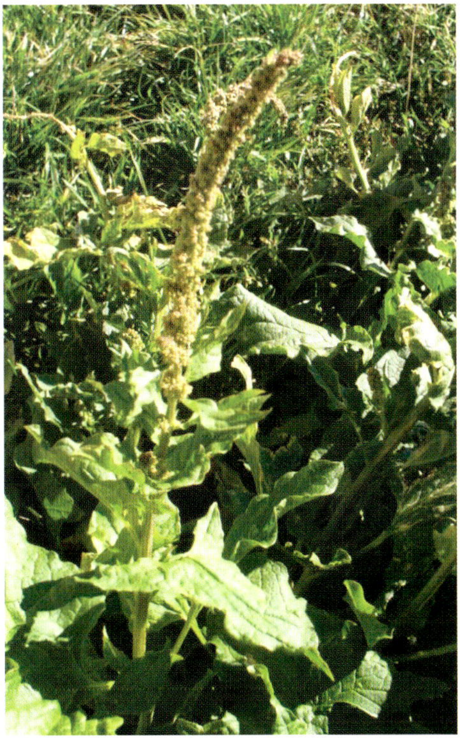

Kartoffel

Solanum tuberosum L.

Grödner-Ladinischer Pflanzenname:
patat

Familie:
Nachtschattengewächse (Solanaceae)

Deutscher Volksname:
Erdapfel

Vorkommen:
Die Kartoffel stammt ursprünglich aus Südamerika. Sie gedeiht so ziemlich auf allen Böden.
Bis über 3000 m.

Blütezeit:	Erntezeit:
Je nach Sorte: Mai bis September	Knolle: im Herbst

Heilkräftige Pflanzenteile:
Die Kartoffelknolle.

Wirkstoffe:
Das giftige Alkaloid Solanin, Apfel- und Milchsäure, Mineralsalze, Stärke, Vitamin A, C und F, Wasser.

Medizinische Eigenschaften:
Erweichend, fiebersenkend, harntreibend, wundheilend.

Volksmedizin, Volksglaube und Volksaberglaube

Anwendung: Innerlich und äußerlich.

Gegen Fieber soll man rohe Kartoffeln in Scheiben schneiden, auf die Fußsohle legen und eine Socke darüber anziehen.
Auch gegen Kopfschmerzen hilft es, Kartoffelscheiben aufzulegen und sie mit einem Kopftuch zu befestigen.
Wenn die Scheiben warm sind, soll man sie durch frische ersetzen.

Auf Verbrennungen aufgelegt, kühlen sie und unterstützen den Heilungsprozess.

Die Kartoffel ist ein sehr wertvolles Nahrungsmittel, ist leicht verdaulich und enthält wenig Kalorien.

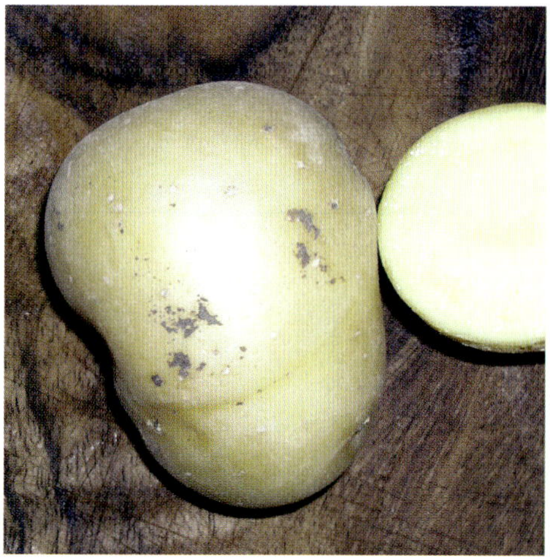

ACHTUNG!

Bei allen grünen Pflanzenteilen, hauptsächlich bei den auskeimenden Trieben der Knolle, aber auch bei der unreifen Knolle, ist große Vorsicht geboten, da sie den Stoff Solanin enthalten, der tödliche Vergiftungen zur Folge haben kann. Roh ist die Kartoffel also nicht genießbar.

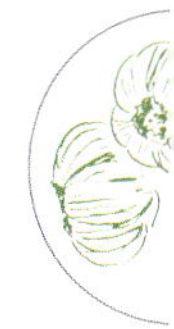

Knoblauch

Allium sativum L.

Grödner-Ladinischer Pflanzenname:

ai

Familie:

Liliengewächse (Liliaceae)

Deutsche Volksnamen:

Knobl, Knoblich, Knofl

Vorkommen:

Der Knoblauch kommt bei uns selten verwildert vor, er wird in der Regel angebaut. Er stammt aus dem Orient (Ostasien).
Bis 1500 m.

Blütezeit:	Erntezeit:
Juli/August	Knolle: August bis September

Heilkräftige Pflanzenteile:

Die unterirdische Knolle.

Wirkstoffe:

Schwefelhaltiges ätherisches Öl, deren aktiver Wirkstoff, das Allicin, besonders starke antibiotische Eigenschaften aufweist, Enzyme, Flavonoide, eine pflanzlich gebundene Jodverbindung, organische Kieselsäure, Mineralsalze, Spurenelemente, Vitamin A, B1, B2, C und PP.

Medizinische Eigenschaften:

Antiseptisch, blutdrucksenkend, blutreinigend, hautreizend, hustenbekämpfend, schleimlösend, stimulierend, verdauungsregulierend, wurmtreibend.

Volksmedizin, Volksglaube und Volksaberglaube

Anwendung: Innerlich und äußerlich.

Der Knoblauch hat starke antibiotische Eigenschaften. Es regt die Bildung körpereigener Abwehrkräfte an. Der Saft der frisch gepressten Knoblauchzehe kann die Entwicklung vieler Krankheitserreger hemmen. Das sich rasch verflüchtigende Allicin wirkt sogar auch auf Distanz antiseptisch. Deshalb banden sich die Ärzte im Mittelalter in Knoblauchsaft getränkte Tücher vors Gesicht. Auch bei uns aßen die Ärzte bei Krankenbesuchen Knoblauch. Vor allem in Grippezeiten wurden rohe Knoblauchzehen gegessen. Sehr stark ist die keimtötende Wirkung und Anwendung bei Infektionen des Magen-Darm-Kanals.

Gegen Würmer hilft Folgendes: Knoblauch in Milch kochen und dann nüchtern trinken.

Knoblauch ist auch bei Erkrankungen der Atemwege zu empfehlen.
Kleine, mäßige Mengen Knoblauch erhöhen die Durchblutung der Schleimhäute, wodurch auch die Tätigkeit der Verdauungsorgane angeregt wird.

Knoblauch wirkt blutreinigend und gegen zu hohen Blutdruck. Dadurch verschwinden auch alle direkt oder indirekt zusammenhängenden Leiden wie Schlaflosigkeit, Kopfschmerzen, Schwindelgefühle, Reizbarkeit.

Gegen Arteriosklerose hilft Knoblauchwein:
2 Knoblauchknollen sehr fein hacken und in 1 Liter Weißwein geben. Das Ganze kurz aufkochen und dann abkühlen lassen. Danach abseihen.
Dreimal täglich ein kleines Glas davon trinken.

In Weinessig gesotten ist es der Knoblauch jedem Zahnschmerz; andere raten, ihn roh zu kauen.

Leicht gedünstet mit etwas Kandiszucker gibt er eine helle Stimme und ist auch bei Heiserkeit und Husten zu empfehlen.

Auch gegen Hühneraugen ist diese Pflanze ein wirkungsvolles, doch schmerzhaftes Mittel: vor dem Schlafengehen den Knoblauch klein hacken und ihn auf die Hühneraugen binden. Eine Socke darüber anziehen und die ganze Nacht oben lassen. Am nächsten Tag herunternehmen und den Fuß in Salzwasser baden. Danach kratzt man die Hühneraugen ab.

Gegen Drüsenschwellung wurde Folgendes gemacht:
Mit einem Faden und Knoblauch wurde eine Kette gemacht, und diese musste man mehrere Nächte lang um den Hals tragen.

Bei Insektenstichen aufschneiden und auflegen: Das desinfiziert und nimmt die Schwellung.

Der stechende Geruch des Knoblauchs wie auch der Zwiebel rührt von einer speziellen Essenz her. Gegen den starken Knoblauchgeruch kann man Folgendes tun:
ein Pfefferminzbonbon lutschen, zwei Kaffeekerne oder Petersilie kauen, einen Apfel essen, mit Mundwasser oder roher Milch den Mund ausspülen.
Der Geruch wird so zum Teil gemindert.

In der Küche:

Der Knoblauch wird meistens zusammen mit der Zwiebel für das Würzen der Speisen verwendet.

Interessantes:

Der Knoblauch zählt zu den ältesten Heil- und Kulturpflanzen der Menschheit, er war bei den Ägyptern bereits vor 7000 Jahren bekannt.

ACHTUNG!

Größere Mengen Knoblauch können auch Nebenwirkungen hervorrufen; sie wirken auf die Schleimhaut und die Haut reizend und entzündungserregend.
Der Genuss von Knoblauch führt zu Geruchsbelästigung über die Atemwege und die Haut, doch sollte das nicht von der Verwendung dieser einmaligen Heilpflanze abhalten!

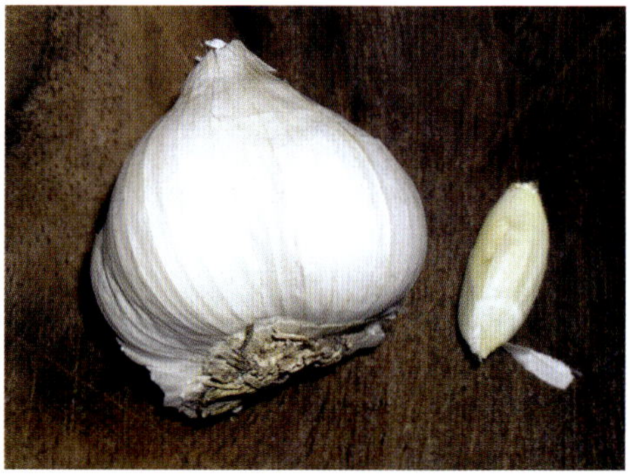

Kümmel, Echter

Carum carvi L.

Grödner-Ladinischer Pflanzenname:

ciaruel

Familie:

Doldenblütler (Umbelliferae)

Deutsche Volksnamen:

Kümmel, Wiesenkümmel

Vorkommen:

In Nord- und Mitteleuropa.
An Wegrändern und auf nicht zu stark gedüngten Wiesen.
Bis 2200 m.

Blütezeit:	Erntezeit:
Juni bis August	Samen: Juni bis September

Heilkräftige Pflanzenteile:

Die Samen.

Wirkstoffe:

Ätherisches Öl, Eiweißstoffe, Fettsäuren, Gerbstoff, Kohlenhydrate, mineralogische Spurenelemente, Stärke, Zellulose.

Medizinische Eigenschaften:

Leicht harntreibend, magenstärkend, menstruationsregulierend, milchsekretionsfördernd, verdauungsregulierend, windtreibend.

Volksmedizin, Volksglaube und Volksaberglaube

Anwendung: Innerlich.

Auf den Wiesen in Gröden findet man viel Kümmel.

Der Kümmel ist als blähungsförderndes Mittel sehr empfehlenswert. Zudem wirkt es verdauungsregulierend und magenstärkend. Er hat auch eine leicht harntreibende Eigenschaft.

Der Kümmel fördert die Milchsekretion während der Stillzeit und steigert die monatliche Regel.

In der Küche:

Der Kümmel wir als Gewürz in den Salat getan, vor allem in den fein aufgeschnittenen Weißkohlsalat.

Er wird vor allem auch zum Brotbacken benutzt.

ACHTUNG!

Bei größeren Mengen Kümmelöl können gesundheitliche Schäden, vor allem der Leber, auftreten!

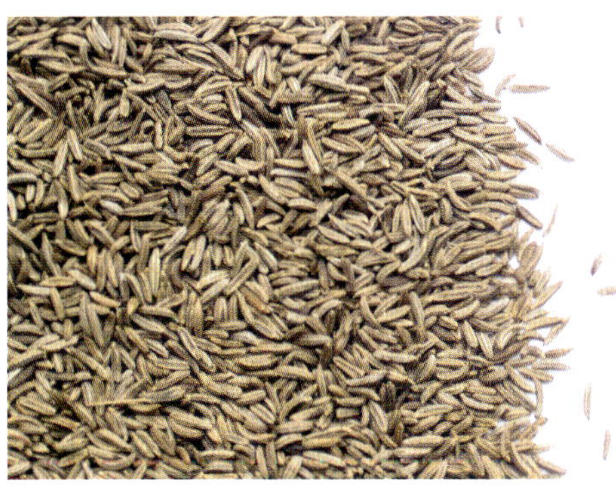

Lein, Echter; Flachs, Echter

Linum usitatissimum L.

Grödner-Ladinischer Pflanzenname:
lin

Familie:
Leingewächse (Linaceae)

Deutsche Volksnamen:
Flachs, Lein, Leinsamen, Saat-Lein

Vorkommen:
In Südeuropa wild, in Mitteleuropa kultiviert. Der Lein ist sehr anspruchslos, ist aber gegen Nässe sehr empfindlich.
Bis 1600 m.

Blütezeit:	Erntezeit:
Juli bis August	Samen: Herbst

Heilkräftige Pflanzenteile:
Die Samen.

Wirkstoffe:
Fettes Öl mit ungesättigten Fettsäuren, Glykoside, Pektin, Schleimstoffe, Vitamin F.

Medizinische Eigenschaften:
Abführend, entzündungshemmend, erweichend, harntreibend, wurmtreibend.

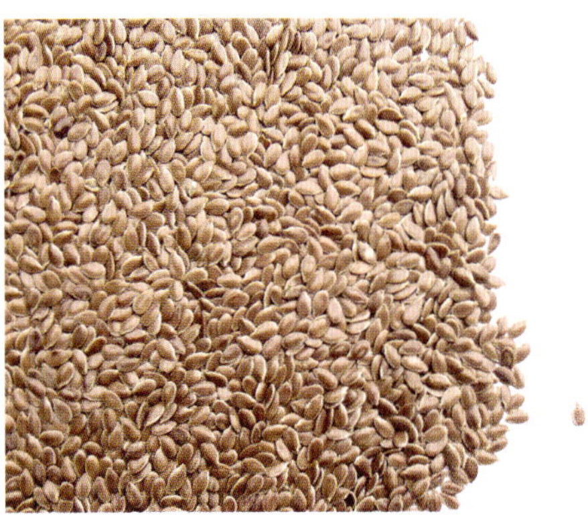

Volksmedizin, Volksglaube und Volksaberglaube

Anwendung: Innerlich und äußerlich.

Früher wurden in Gröden ganze Äcker mit Lein angebaut. Heutzutage findet man ihn nur mehr sehr selten.

Wenn man Schwierigkeiten mit dem Stuhlgang hat oder an Würmern leidet, hilft eine Tasse Leinsamentee (Abkochung) pro Tag.
Auch bei Entzündungen im Magen-Darm-Trakt ist dieser Tee zu empfehlen.

Leinsamen werden auch zu heißen Breiumschlägen verarbeitet (*jufes de lin*). Dabei werden die Samen mit heißem Wasser verrührt und anschließend in ein kleines Stoffsäckchen oder auf ein Tuch gegeben. Dieses Mittel wird folgendermaßen verwendet:
Bei Husten und Lungenverschleimung wird es auf die Brust gelegt und oben gelassen, bis es abgekühlt ist. Dann wärmt man es noch einmal auf und gibt es wieder auf die Brust. Diesen Vorgang kann man siebenmal wiederholen.
Derselbe Vorgang gilt auch bei Halsschmerzen und Drüsenschwellung.
Zudem wirkt dieser Breiumschlag auch bei Geschwüren.

In der Küche:
Lein ist sehr nahrhaft und stärkend.
Die Leinsamen werden bestimmten Brotsorten beigemischt.
Man kann sie auch mit Milch, Joghurt, Topfen, Honig, etlichen Gemüsesorten usw. mischen und essen. Das würde ein sehr gesundes Frühstück oder auch ein gutes Abendessen ergeben.

ACHTUNG!

Die Breiumschläge können Hautausschläge und Rötungen der Haut hervorrufen.

Rote Bete Rote Rübe

Beta vulgaris L.

Grödner-Ladinischer Pflanzenname:

runi

Familie:

Gänsefußgewächse (Chenopodiaceae)

Deutsche Volksnamen:

Rone, Rote Bete

Vorkommen:

Die Stammpflanze, von der sich alle kultivierten Rübensorten ableiten, ist an den mittelländischen Meeresküsten, jedoch nicht an der Nordseeküste, beheimatet.
Früher wurden sie in Gröden auf Äckern kultiviert, jetzt findet man sie nur mehr in den Gärten.
Bis 1500 m.

Blütezeit:	Erntezeit:
Juni bis August	Knolle: September und Oktober

Heilkräftige Pflanzenteile:

Die unterirdische Knolle.

Wirkstoffe:

Aminosäuren, verschiedene Fruchtzucker, Mineralsalze, diverse Pigmente, seltene Spurenelemente, Vitamin A, B1, B2, C und PP.

Medizinische Eigenschaften:

Antiseptisch, appetitanregend, blutbildend, tonisch.

Volksmedizin, Volksglaube und Volksaberglaube

Anwendung: Innerlich.

Die Rote Bete ist ein sehr wertvolles Nahrungsmittel, da sie viele wichtige Stoffe enthält. Im Spätherbst wirkt sie vorbeugend auf Grippeerkrankungen.

Sie ist sehr leicht verdaulich, blutbildend und tonisch.

In der Küche:

Sie ist vor allem als Salat sehr zu empfehlen.

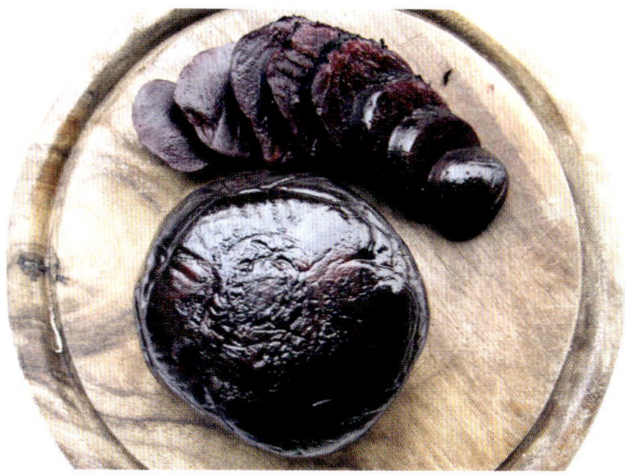

Schnittlauch

Allium schoenoprasum L.

Grödner-Ladinischer Pflanzenname:
ciblons

Familie:
Liliengewächse (Liliaceae)

Deutscher Volksname:
Schnitl

Vorkommen:
Im Norden Europas und in Asien heimisch, wo sie verwildert wachsen. In ganz Europa findet man den Schnittlauch in den Gärten angebaut. In Gröden findet man auch wildwachsenden Schnittlauch, jedoch selten.
Bis über 2000 m.

Blütezeit:	Erntezeit:
Mai bis Herbst	Stängel: Mai bis Herbst

Heilkräftige Pflanzenteile:
Die grünen oberirdischen Teile der Pflanze, die Schnittlauchstängel.

Wirkstoffe:
Arsen, Eisen, Karotin (Provitamin A), Vitamin C und andere Vitamine.

Medizinische Eigenschaften:
Antiseptisch, appetitanregend, blutbildend, blutreinigend, harntreibend, stimulierend, verdauungsfördernd, windtreibend.

ACHTUNG!

Getrockneter wie gekochter Schnittlauch ist wertlos.

Volksmedizin, Volksglaube und Volksaberglaube

Anwendung: Innerlich.

Der Schnittlauch gehört zur Familie, zu der auch die Zwiebel und der Knoblauch gehören. Er ist, wie diese auch, sehr gesund und wirkt antiseptisch.

In der Küche:
Fein geschnittener Schnittlauch eignet sich optimal zum Garnieren der Speisen und ist zudem auch gesund. Er kann auch auf den Salat oder auf ein Butterbrot gestreut werden.

Man kann ihn auch in die Suppe geben, doch darf man ihn nicht mitkochen, sonst verliert er seinen überaus hohen Gehalt an Vitaminen. Deshalb soll man ihn in die Suppe geben, wenn diese schon auf dem Tisch steht.

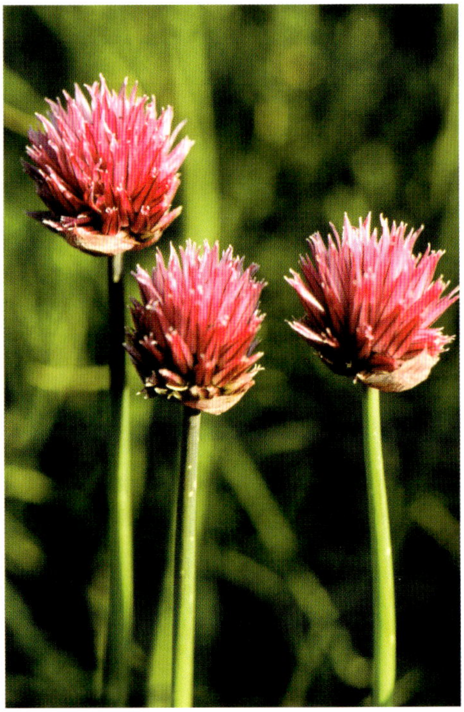

Weißkohl

Brassica oleracea var. capitata L.

Grödner-Ladinischer Pflanzenname:
capusc

Familie:
Kreuzblütler (Cruciferae)

Deutsche Volksnamen:
Kobis, Kohl, Kraut

Vorkommen:
Kohl wird heutzutage auf der ganzen Welt angebaut. Die Wildform dieser Pflanze ist auf den felsigen Küstengebieten Europas, von den Mittelmeerküsten bis nach Irland, zu finden. Bis 1600 m.

Blütezeit:	Erntezeit:
Juli/August	Krautkopf: Im Herbst

Heilkräftige Pflanzenteile:
Der Krautkopf.

Wirkstoffe:
Eiweißstoffe, Fettsubstanzen, Kohlenhydrate, Mineralsalze, schwefelhaltiges Öl, Schleimstoffe, Vitamin A, B und C, Wasser.

Medizinische Eigenschaften:
Blutbildend, blutreinigend, erweichend, harntreibend, schmerzstillend, wundheilend.

Volksmedizin, Volksglaube und Volksaberglaube

Anwendung: Innerlich und äußerlich.

Bei Arthrose, Rheuma, Gicht und ähnlichen Krankheiten kann man die rohen Weißkohlblätter auf die schmerzenden und geschwollenen Glieder auflegen. Das kühlt und lindert die Schmerzen.
Auf Verbrennungen und oberflächlichen Wunden aufgelegt, wirken die Weißkohlblätter zudem auch wundheilend und erweichend.
Auf die Stirn und die Schläfen aufgelegt, stillen Weißkohlblätter die Kopfschmerzen.

In der Küche:
Sauerkraut aus Weißkohl – *Craut de capusc*:
Sauerkraut ist eine sehr gesunde, nahrhafte Speise. Man kann es sowohl roh als auch gekocht essen.

Bei chronischer Stuhlverstopfung erleichtert das Sauerkraut die Entleerung.

Weißkohl kann man auch roh und fein aufgeschnitten als Salat essen. Er hat blutbildende, blutreinigende und harntreibende Eigenschaften.

ACHTUNG!

Wer einen empfindlichen Magen hat, soll den Weißkohl lieber roh und nicht gekocht essen, z. B. als Salat.
Es stimmt nicht, dass der Weißkohl/das Kraut Blähungen hervorruft. Diese rühren daher, dass der Weißkohl nicht richtig zubereitet und zu schnell gegessen wird.

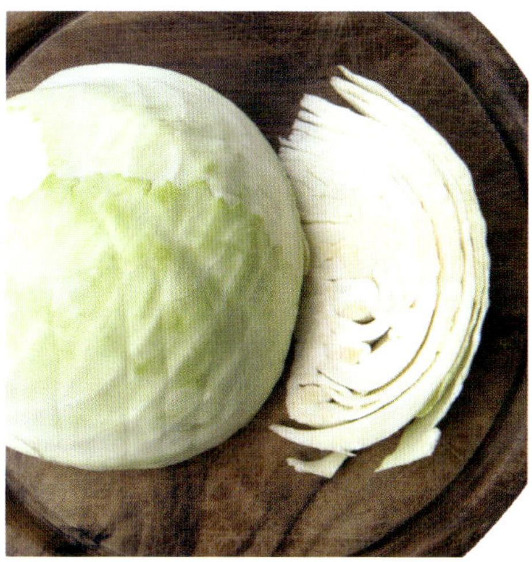

Anmerkung:
Auch die weißen Rüben (lat. Brassica rapa-rapa L.; Grödner-Ladinisch *ref*), die zur selben Familie gehören, sind harntreibend und blutreinigend.

Zwiebel

Allium cepa L.

Grödner-Ladinischer Pflanzenname:
ciola

Familie:
Liliengewächse (Liliaceae)

Deutsche Volksnamen:
Gartenzwiebel, Zwiebel, Zwiefel

Vorkommen:
In Europa kommt die Zwiebel nur angebaut vor. Ihre Heimat ist Westasien.
Sie liebt kalkhaltigen, eher trockenen Boden.
Bis 1800 m.

Blütezeit:	Erntezeit:
Juni bis Oktober	Knolle: Ab August bis Oktober

Heilkräftige Pflanzenteile:
Die unterirdische Knolle.

Wirkstoffe:
Ein scharfes ätherisches Öl, Bitterstoffe, flavonoidhaltige Substanzen, Kohlenhydrate, Mineralsalze, Neutralfette, Schwefel, zahlreiche Spurenelemente, Thiopropionaldehyd (tränenerregende Substanz), Vitamin A, B1, B2, B5, C, E, K und PP, viel Wasser.

Medizinische Eigenschaften:
Leicht abführend, antiseptisch, appetitanregend, auswurffördernd, blutreinigend, erweichend, fiebersenkend, harntreibend, hautreizend, herzregulierend, hustenbekämpfend, nervenstärkend, schleimlösend, schmerzlindernd, stimulierend, verdauungsregulierend, windtreibend, wurmtreibend.

Volksmedizin, Volksglaube und Volksaberglaube

Anwendung: Innerlich und äußerlich.

Die Zwiebel ist wie ein Antibiotikum. Es regt die Bildung körpereigener Abwehrkräfte an.

Die Zwiebel stärkt die Lunge und das Herz, der Magen und der Darm werden gereinigt. Es lindert rheumatische Schmerzen und ist bei Lungentuberkulose zu empfehlen.

Der mäßige und regelmäßige Genuss der Zwiebel wirkt verdauungsfördernd und blutreinigend. Da die Zwiebel harntreibend ist, wird sie bei Wassersucht verwendet.
Zudem ist sie appetitanregend, stuhlfördernd und würmerfeindlich.

Ein wirkungsvolles Hustenmittel ist Folgendes:
$^1/_2$ Kilogramm fein gehackte Zwiebeln und $^1/_4$ Kilogramm Kandiszucker oder Honig in 1 Liter Wasser so lange kochen, bis ein Sirup entsteht. Diesen dann in Flaschen füllen und gut verschließen.
Mehrere Male am Tag einen Esslöffel davon einnehmen. Das heilt den Husten und desinfiziert den Körper gegen das Virus.

Zwiebelsaft mit Honig vermischt und löffelweise eingenommen stärkt die Nerven.

Bei Husten, Verschleimungen, Fieber und grippösen Symptomen wirkt Folgendes:
Zwei große Zwiebeln klein hacken, in einer Pfanne mit Öl ein wenig anrösten lassen, zwischen zwei Tücher geben und auf die Brust geben.
Zudem hilft dieses Mittel, auf den Hals gelegt, bei Halsschmerzen.

Zwiebel wird gegen Schwellungen aufgelegt.
Bei Insektenstichen mit einer zerschnittenen Zwiebel einreiben. Das hilft augenblicklich.

Der stechende Geruch der Zwiebel wie auch des Knoblauchs rührt von einer speziellen Essenz her. Gegen den Zwiebelgeruch kann man Folgendes tun: ein Pfefferminzbonbon lutschen, zwei Kaffeekerne oder Petersilie kauen, einen Apfel essen, mit Mundwasser oder roher Milch den Mund ausspülen. Der Geruch wird so zum Teil gemindert.

Roh gegessen fördert sie die gute Hautatmung.

In der Küche:

Die Zwiebel wird meistens zusammen mit dem Knoblauch zum Würzen der Speisen verwendet.

Im Gegensatz zu vielen anderen Gemüsesorten, die beim Kochen bekanntlich einen großen Teil ihrer Wirkstoffe einbüßen, setzt die gekochte Zwiebel in großem Maße Vitamine frei.

Sie ist vor allem im rohen Zustand gesund, doch sollen gehackte Zwiebeln immer gleich verwendet werden, da der Zersetzungsprozess rasch einsetzt.

ACHTUNG!

Die Zwiebel ist bei Verdauungsstörungen, Blutungen und Hautleiden zu vermeiden. Die Unbekömmlichkeit von Zwiebeln ist meist darauf zurückzuführen, dass sie zu wenig fein zerkleinert wird.

Interessantes:

Die Zwiebel ist zweifellos die älteste kultivierte Art der zahlreichen Allium-Arten. Gewächse der gleichen Familie, wie Lauch und Schnittlauch, haben fast dieselben Eigenschaften, auch wenn sie vielleicht etwas weniger ausgeprägt sind.

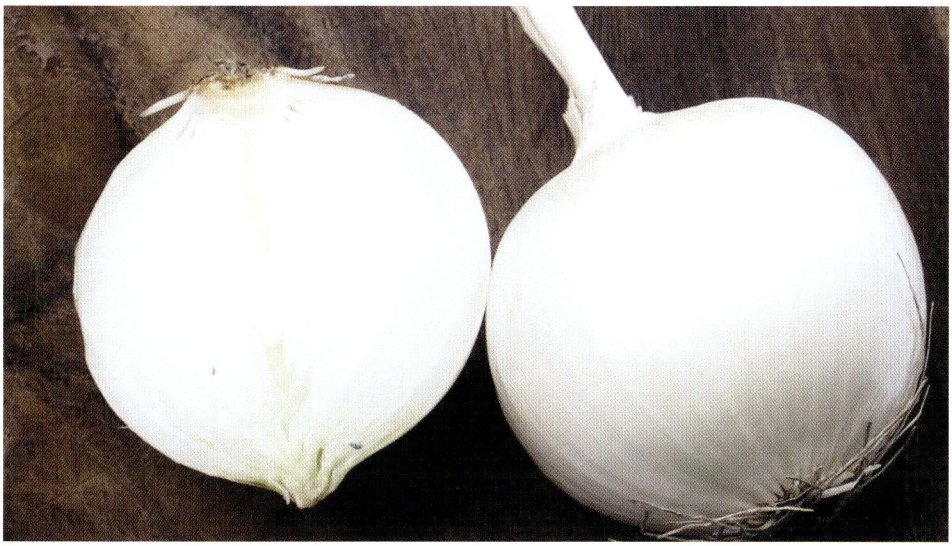

Das Heu – Heublumen

Flores graminis (lat.); Ferzum de fën (grödn.-lad.)

Unter Heublumen versteht man ein Gemisch aus Blüten, Blütenstaub, Samen und Pflanzenteilen verschiedener Gras- und Blumenarten, die als Heu eingebracht werden. Dieses Gemisch enthält beim Bergheu viele wertvolle Heilpflanzen. Die Pflanzenteile rieseln mit der Zeit durch die gelagerten Heuvorräte und gelangen auf den Heuboden, an dem sie eine oft einige Zentimeter dicke Schicht bilden.
Heublumen werden in der Volksmedizin für Wickel, Umschläge, Bäder oder Dampfbäder verwendet. Sie verlieren wie alle anderen getrockneten Pflanzen nach etwa einem Jahr fast ihre ganze Heilkraft. Man soll sich also jedes Jahr frische, sehr gut getrocknete Heublumen besorgen.

Für Umschläge, Bäder oder Dampfbäder etwa 1 Kilogramm Heublumen mit 3 bis 5 Litern kaltem Wasser übergießen, den Topf auf das Feuer stellen, nur ganz kurz aufkochen lassen, den Topf vom Feuer nehmen und zugedeckt noch eine Viertelstunde ziehen lassen.

ACHTUNG!

Da die heilwirkenden Inhaltsstoffe in diesen kleinen Pflanzenteilen durch langes Kochen schneller zerstört werden als in größeren Pflanzenteilen, darf man die Heublumen nur 1 bis 2 Mal kurz aufwallen lassen.

Heilende Wickel werden mit Heublumen oder auch dem Heu selbst gemacht:
Einen Heuballen, wie oben erklärt, kochen, abseihen und Essig dazugeben. Ein vorgewärmtes Leinentuch einige Minuten lang in das Heuwasser geben und danach den ganzen Körper von den Füßen bis unter die Arme in Achselhöhe damit einwickeln. Dem Kranken darüber eine warme Wolldecke wickeln und im Bett mit zwei Federbetten gut zudecken.
Achtung: den Wickel nach etwa 1 ½ bis 2 Stunden abnehmen und den Körper mit lauwarmem Wasser abwaschen.
Anschließend ist eine mehrere Stunden anhaltende Bettruhe in einem vorgewärmten Bett erforderlich.

Durch diese Wickel werden Blähungen, Koliken und Krämpfe des Magens oder Darms, eine ausbleibende oder schmerzhafte Monatsblutung, Gelenkrheumatismus und gichtische Beschwerden sowie Grippe und Erkältungserscheinungen erfolgreich bekämpft.
Heuwickel haben eine stark schweißtreibende und stoffwechselanregende Heilwirkung.
Heublumen-Fußbäder sind auch sehr gesund.

Bei erkrankten Gelenken und Lungenentzündung hilft ein Heublumensack:
Heublumen von Bergwiesen in eine große Pfanne geben und erhitzen. Ein wenig Wasser darüber gießen, damit das Ganze leicht feucht ist. Die Heublumen anschließend in einen kleinen Leinensack geben und auf die kranken bzw. schmerzhaften Körperstellen auflegen. Diese Prozedur dreimal täglich wiederholen.
Die Heublumen kann man eventuell auch im Backofen erhitzen.

Heublumen wurden früher viel den Schweinen als gesundes Viehfutter verabreicht.
Sie werden als Samen auf die Wiesen gesät.

Kapuzinerpulver

Früher kamen Kapuzinermönche aus *Klausen/Tluses* (Südtirol) in der Woche vor Pfingsten nach Gröden zur Almosensammlung. Die Bauern gaben Lebensmittel, vor allem Butter, andere schenkten Geld. Dafür bekamen die Kinder kleine, aus Metall und mit einem Steinchen versetzte, selbst gemachte Ringlein (deshalb nannte man sie auch ‚Ringelpater'), die anderen erhielten das so genannte geweihte Kapuzinerpulver. Dabei handelte es sich um Heublumen bzw. gedörrte Kräuter. Das Kapuzinerpulver wurde das ganze Jahr meistens in einem kleinen Säckchen aufbewahrt.

Dieses geweihte Kapuzinerpulver wurde wie folgt verwendet:
Wenn jemand wegen Zahnschmerzen eine geschwollene Backe hatte, gab man glühende Kohlen in einen Behälter, z. B. in ein Bügeleisen, und darüber gab man etwas von diesem Pulver. Der Betroffene musste sich dann über den entstandenen Rauch beugen, so dass dieser in das Gesicht und in den Mund gelangen konnte.

Auch bei den Tieren wurde diese Methode zur Heilung angewandt. Zum Beispiel bei einem entzündeten Nabel. Das war vor allem bei den männlichen Kälbern der Fall. Man hielt die Glut mit dem Pulver unter das Tier, damit der Rauch zum Nabel gelangen konnte.
Man erzählte mir auch, dass man das Kapuzinerpulver am Tag der Heiligen Drei Könige zum Ausrauchen des Hauses und des Stalles benutzte. Man gab dabei Glut in eine flache Pfanne und das Kapuzinerpulver darüber. So entstand Rauch.

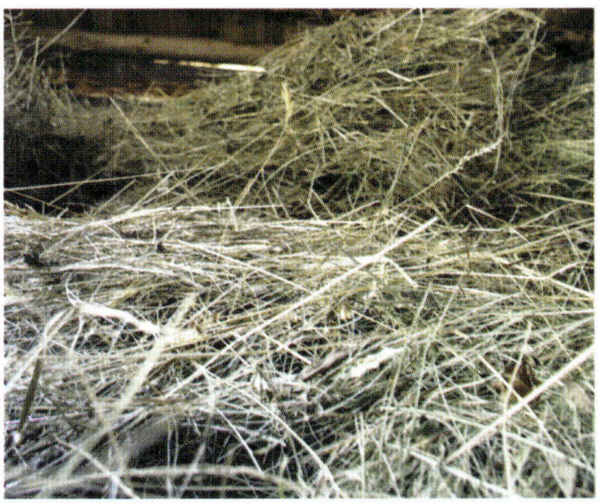

Bei drohenden Gewittern wurde das Kapuzinerpulver zum Fernhalten von Blitzen von Haus und Hof eingesetzt. Man verbrannte etwas von ihm, meistens zusammen mit einem am Palmsonntag geweihten Olivenzweig, im Ofen (siehe *Johanniskraut, Echtes*).
Die Kapuzinerpater segneten den Stall und das Haus, sowie das Vieh und die Menschen, die darin lebten.

Heubad (*Bani tl fën* oder *Bani de fën*)

Dem Boden der Dolomiten Südtirols entsprießen Gräser, Pflanzen und Blumen von besonderer Eigenheit und Kraft. Dabei ist zu bemerken, dass die Blattpflanzen unter den Grasarten weitaus überwiegen. Dies bewirkt eine überaus intensive und lang währende Gärung des Dolomitenheus. Die Gärung wird nämlich durch Spaltpilze hervorgerufen, die speziell im Blattpflanzenbau ihre Lieblingsnährböden finden. Infolgedessen steigert der Verbrennungsprozess die Wärme auf sechzig und mehr Grade und dauert bis über Weihnachten hinaus.
Diese Wärmeentfaltung des Heues wird zu Bädern darin genutzt. Das geschieht schon seit vielen Jahrzehnten.

Die Heilwirkungen des Heubades beruhen auf der gleichmäßigen, feuchten Wärme von vierzig bis sechzig Grad. Diese Wärme ruft eine Transpiration hervor und beruht auf der spezifischen Eigenschaft des Dolomitenheues. Darum ist es ein rein südtirolerisches Kurmittel, das unter anderem auch in Gröden von Ende Juli bis Ende September angewandt wird.

Heubäder regen den Stoffwechsel an und sind deshalb für all jene zu empfehlen, die den Körper entgiften und reinigen wollen.
Auch ist es Rheumatikern und Gelenkskranken zu empfehlen.
Es hilft auch beim Abnehmen, bei Lebererkrankungen und nicht sehr heftig verlaufenden Nierenentzündungen.

Für schwer Lungenkranke und für alle Menschen mit irgendeiner Kreislaufstörung sind Heubäder verboten.
Auch Frauen in der Schwangerschaft oder solche mit einer normalen wie einer abnormalen Menstruation dürfen dieses Mittel nicht anwenden.

Aus hygienischen Gründen ausgeschlossen sind natürlich Hautkrankheiten.
Ausgeschlossen sind natürlich auch Menschen, die an Heuschnupfen leiden.

Die Bauern schliefen früher, wenn sie auf der Alm waren, immer im Heu.
Heutzutage wird das weniger gemacht, da die Almhütten mit Betten ausgerüstet sind.
Doch es gibt auch heutzutage noch viele, die aus Spaß oder gesundheitlichen Gründen im Sommer in der Scheune auf der Alm im Heu schlafen (vgl. Volksmedizin 1982: 23–25).

Ein altes Sprichwort lautet:
„Tan auta la nëif, tan aut l fën.“
(= So hoch der Schnee, so hoch das Heu).

Nicht-pflanzliche Heilmethoden

Ameisengeist

Ein Tuch in einen Ameisenhaufen werfen, es dann wieder herausnehmen und die Ameisen in eine Flasche geben. Weißwein darüber gießen. Die Ameisen geben eine Säure frei. Am Ende seiht man die Ameisen ab.
Dieses Mittel nimmt man zum Einreiben bei Rheumaschmerzen.

Essig und Lehm

Bei Keuchhusten: auf einen Würfelzucker Essig tröpfeln und essen.

Essigwickel: in einen Behälter lauwarmes Wasser geben und Essig dazuschütten. Ein Tuch in das Essigwasser tauchen, bei Fieber um die Beine (Waden) und bei Halsweh um den Hals wickeln. Darüber ein Frottierhandtuch geben. Nach maximal einer Stunde wieder herunternehmen. Es können Hautreizungen vorkommen.

Gegen Fieber hat man früher auch einen bestimmten Lehm verwendet (*mauta de Curzelon: mauta* = Lehm; *Curzelon* = Flurname, in der Nähe von Wolkenstein), den man mit Essig gemischt und danach auf die Füße gegeben hat. Darüber hat man ein Tuch gewickelt. Nach maximal einer Stunde musste man das Ganze wieder abnehmen.
Diese Lehmpackung hat eine starke schweißtreibende Eigenschaft und zieht das Fieber nach unten in die Füße.

Dieser Lehm wurde auch gegen Entzündungen verwendet. Vor allem gegen Venenentzündung (= Krampfadern) bei Frauen wurden Lehmpackungen angewandt.
Auch bei Entzündungen der Kuheuter wurde der mit Essig gemischte Lehm auf die Euter gestrichen. Er nahm die Hitze und das Fieber und trocknete dabei aus.

Holzasche

Wechseljahre: gegen die negativen gesundheitlichen Wirkungen während der Wechseljahre soll man Bäder in warmem Wasser mit Holzasche nehmen.

Wenn die Wechseljahre einsetzen, empfiehlt es sich, 4 bis 5 Tage nacheinander, wenn die Regel hätte kommen sollen, Fußbäder (1/2 Stunde) zu machen. Man kann auch etwas Salz in das Wasser mit der Asche geben. Zudem bekommt man mit diesen Fußbädern schöne, weiche Füße.

Schafwolle und Schweinefett

Bei Bronchitis oder sonstigen Lungenkrankheiten oder bei Halsschmerzen soll man ungewaschene Schafwolle mit der fettigen Seite nach innen auf die Haut legen.
Am besten wirkt frisch geschorene, ungewaschene Schafwolle.

Bei Bronchitis soll man die Brust mit rohem Schweinefett einreiben. Dann soll man ungewaschene Wolle hinauftun und die ganze Nacht oben lassen. Das löst den Schleim auf.

Eine Person erzählte mir, sie habe etwas ins Auge bekommen, welches sich dann entzündete. Da habe sie ein Tuch mit Schweinefett aufgelegt und das Auge sei geheilt.

Bei Schwellungen eines Körperteils, bei Hals- oder Zahnschmerzen und bei Katarrh hielt man früher die schmerzende Stelle über den Rauch und die Wärme, die von glühenden Kohlen ausgingen, oder man stellte sich vor das offene Herdfeuer. Man sagte, dass der Rauch die Entzündung herauszog. Um die Wirkung zu verstärken, rieb man die betroffene Stelle mit Schweinefett ein.

Spinnennetz

Wenn sich jemand eine (Schnitt-)Wunde zuzog, legte man ein Spinnennetz darauf.

Weihrauch

Dazu habe ich Verschiedenes gehört:
„Am Vorabend des Heiligen-Drei-Könige-Festes wird der ganze Hof (Haus, Stall, Scheune, usw.) mit Weihrauch begangen. Bei diesem Weihrauch handelte es sich um Fichtenharz oder Föhrenharz, das in ein Rauchfass mit Glut gegeben wird."

Andere Personen sagten, man nimmt den Weihrauch und die Myrrhe, welche die Heiligen Drei Könige (Brauch) ins Haus bringen.

Weihwasser

Viele der befragten Personen erzählten mir, dass sie oder ihre Vorfahren bei Gewittern Weihwasser aus dem Fenster sprengten, damit der Blitz das Haus verschone.
Andere erzählten, sie gingen bei Gewittern mit einem Gefäß voll Weihwasser um das Haus, und bespritzten damit alle Hausseiten, damit Blitz und Donner dem Haus nichts anhaben können.

Zubereitungsarten und Anwendungsmöglichkeiten, die im Buch vorkommen

Pflanzliche Lösungen entstehen durch Zusetzen von Wasser. Dabei werden der Heilpflanze die aktiven Substanzen entzogen.
Es gibt dafür drei Zubereitungsarten: Absud, Aufguss und Kaltauszug. Sie werden alle vor ihrer Anwendung filtriert.

Absud (Abkochung, Dekokt):

Bei dieser Zubereitung wird die Pflanze in kaltes Wasser gegeben und in einem bedeckten Gefäß zum Sieden gebracht. Je nach Vorschrift lässt man das Ganze während einer gewissen Zeit leicht sieden und danach ziehen.

Aufguss:

Man übergießt die aktiven pflanzlichen Bestandteile, meistens Blätter und Blüten, mit siedendem Wasser. Anschließend lässt man die Pflanzenteile je nach Vorschrift etwa zwischen 5 und 10 Minuten oder länger im Wasser. Dann filtriert man die Flüssigkeit.
Da sich die Bestandteile, die bei einem Aufguss wirksam werden, oft verflüchtigen, muss der Tee rasch getrunken werden. Am besten immer schluckweise.
Diese Art der Teezubereitung ist das verbreitetste Verfahren.

Kaltauszug:

Die Pflanze wird längere Zeit in einer kalten Flüssigkeit in einem bedeckten Behälter eingeweicht. Man lässt das Ganze tagsüber oder in der Nacht bei Zimmertemperatur ziehen. Die Zeitspanne kann von einer Nacht über Tage und Wochen reichen.
In manchen Fällen kann man an Stelle von Wasser auch Alkohol, Öl oder Wein verwenden.

Bad:

Heilpflanzen werden mittels Absud oder Aufguss zubereitet und dem Badewasser (Vollbad, Sitz-, Arm- und Fußbad) zugesetzt. Der ganze Körper oder Körperteile werden vollständig oder teilweise darin eingetaucht.

Extrakte:

Extrakte sind Auszüge aus pflanzlichen oder tierischen Stoffen, d. h. sie enthalten einen Teil der wirksamen Pflanzensubstanzen. Zu deren Herstellung wird die Pflanze zuerst getrocknet oder pulverisiert und dann in einem Lösungsmittel, z. B. Alkohol, Äther oder Wasser, aufgelöst, das ihr die wirksamen Substanzen entzieht.

Gallerte (Gallert, das):

Dabei handelt es sich um den eingedickten, gelatinösen Saft einiger Früchte, der nach dem Erkalten zu einer steifen, durchsichtigen Masse erstarrt ist.

Gurgeln (Gurgel-, Mundwasser):

Das Gurgelmittel ist eine Flüssigkeit, die zum Spülen von Mund, Hals, Mandeln, Rachen und Schleimhaut verwendet wird. Es wirkt desinfizierend oder beruhigend, soll aber nie geschluckt werden.

Honigpräparat:

Dickflüssiges Präparat, das man durch Einlegen oder Aufkochen von Pflanzenteilen in Honig oder Zucker erhält.

Inhalation:

Der kochende Absud wird in ein Gefäß gegeben, der Kranke beugt sich, eventuell mit einem Tuch über dem Kopf, darüber und atmet dabei die heilenden Dämpfe ein. Die Aromastoffe der Pflanze lösen sich nämlich im fast siedenden Wasser auf.
Inhalationen werden bei grippalen Infekten und Husten, zum Befreien von verstopften Nasenhöhlen und belegten Atemwegen, aber auch zur Behandlung unreiner Haut empfohlen.

Likör:

Alkoholisches Getränk, durch Einlegen, Ziehenlassen und Kochen von Pflanzenteilen, Alkohol und Zucker bzw. Honig hergestellt.

Mus:

Aus gekochten Pflanzenteilen hergestellter Brei.

Öl:

Pflanzenöle wie Pfefferminzöl, Lavendelöl sind trotz ihrer Bezeichnung keine Öle, sondern Essenzen. Sie dürfen nicht mit den Pflanzenölen verwechselt werden, die man durch Auspressen von Samen und Früchten zahlreicher Pflanzen herstellt.
Heilöle werden gewonnen, indem man Pflanzenteile oder Wurzeln in Öl, je nach Angabe, längere Zeit ziehen lässt. Manche solcher Öle werden eingerieben, andere eingenommen, und manche können für beide Anwendungsmöglichkeiten benutzt werden.

Pulver:

Fast so fein wie Staub zerkleinerte, zerriebene, zermahlene getrocknete Pflanzenteile.

Saft:

Die Flüssigkeit, die durch Auspressen von Früchten, Blättern oder Stängeln oder durch einfaches Abtropfen des Pflanzensaftes gewonnen wird.

Salbe:

Cremiges Präparat, das in die Haut eingerieben wird und bei dem die wirksamen Substanzen in einer fettigen oder fettfreien Masse aufgelöst sind.

Sirup:

Der Sirup ist ein Präparat, dass durch Einkochen von Pflanzenteilen oder Pflanzensaft mit Zucker oder Honig hergestellt wird. Er wird eingenommen.

Tee:

Siehe *Absud* und *Aufguss*.

Tinktur, alkoholische:

Heilkräftige Wirkstoffe werden in Alkohol aufgelöst.

Umschlag/Wickel/Kompresse:

Ein Stück Tuch oder Gaze wird in einer Lösung getränkt und, je nach Angabe, während einer bestimmten Zeit auf die erkrankte Körperstelle aufgelegt.

Wein:

Durch das Ziehenlassen von Pflanzenteilen in Wein werden Medizinalweine hergestellt.

Lexikon der medizinischen Eigenschaften der Pflanzen, die im Buch vorkommen

Abführend:
Führt den Stuhlgang, die Darmentleerung herbei, indem die Darmbewegung intensiviert oder sein Volumen erhöht wird.

Adstringierend (zusammenziehend):
Vermindert die Absonderung der Schleimhäute, zieht das Gewebe, die Blutgefäße (Kapillaren) und ihre Öffnungen zusammen.
Adstringierende Pflanzen wirken oft blutstillend und entzündungshemmend.

Antidiabetisch:
Führt eine Senkung des Blutzuckerspiegels herbei.

Antiseptisch (keimtötend):
Trägt zur Desinfizierung der Wunde bei, zerstört die Krankheitserreger oder verhindert ihre Ausbreitung, so dass eine Ansteckung vermieden wird, und ermöglicht die Reinigung gewisser Organe.

Appetitanregend (appetitsteigernd):
Bitterstoffe regen den Appetit und die Tätigkeit der übrigen Verdauungsorgane an.

Aromatisch:
Wohlriechende Öle, die stärkend und oft auch verdauungsfördernd wirken.

Atemregulierend:
Reguliert und erleichtert das Atmen.

Auswurffördernd (expektorierend):
Fördert das Aushusten, den Auswurf von Schleim aus den Luftwegen.

Balsamisch:
Wirkt lindernd auf die Schleimhäute der Atemwege.

Beruhigend (entspannend, nervenberuhigend, sedativ):
Reguliert und beruhigt die Nerventätigkeit.

Blutbildend (antianämisch):
Durch Zufuhr von Vitamin B und Mineralstoffen wird die Bildung roter Blutkörperchen gefördert und die Blutarmut bekämpft.

Blutdrucksenkend:
Senkt den Bluthochdruck.

Blutreinigend:
Bewirkt durch das Ausscheiden der Abfallstoffe aus dem Körper die Reinigung des Blutes. Diese Pflanzen wirken auch abführend, schweißtreibend und harntreibend.

Blutstillend:
Bringt Blutungen zum Stillen, indem die feinsten Blutgefäße (Kapillaren) zusammengezogen werden oder die Blutgerinnung gefördert wird.

Brechreiz, gegen:
Bekämpft den krampfhaften oder nervösen Brechreiz.

Brechreizerzeugend:
Verursacht Erbrechen.

Durchfallhemmend (antidiarrhöisch):
Der Durchfall wird durch Beruhigung des Darmtraktes oder durch Zufuhr von adstringierenden Stoffen bekämpft.

Entzündungshemmend (entzündungswidrig):
Verhindert oder schwächt Entzündungen ab oder lässt sie nicht voll zur Auswirkung kommen, indem die entsprechende Reaktion des Körpers gehemmt wird.

Erfrischend (kühlend):
Belebt, reduziert die Körpertemperatur und stillt den Durst.
Erfrischend wirken Pflanzen mit Fruchtsäuregehalt, sie wirken auch entzündungshemmend.

Erweichend:

Übt eine beruhigende, besänftigende Wirkung auf entzündete Haut und Schleimhäute aus.

Fiebersenkend:

Führt eine Senkung des Fiebers herbei oder verhindert seinen Ausbruch.

Gallensekretionsfördernd:

Regt die gallenausscheidende Funktion der Leber an und fördert damit die Verdauung der Fettstoffe.

Gefäßverengend:

Verengt, strafft und zieht die Blutgefäße zusammen.

Geruchbindend (desodorierend):

Tilgt krankhafte Körperausdünstung und schlechten Körpergeruch.

Harntreibend (diuretisch, wassertreibend):

Das Blut wird von Giftstoffen befreit, der Ausscheidungsprozess wird dadurch vollendet. Manche harntreibende Pflanzen erhöhen einfach das Volumen des Urins, andere werden gegen Wassersucht angewandt, weil sie die Chlorsalze ausschwemmen.
Harntreibende Pflanzen wirken schmerzlindernd bei Gicht- und Rheumaleiden, weil sie die Harnsäurebildung verhindern oder den Harnsäurespiegel senken.
Auch die Arnika, die Kamille, die Latsche und die Ringelblume lindern Gicht- und Rheumabeschwerden.

Hautreizend:

Erzeugt durch Reizen der Haut eine Rötung und Erwärmung (Entzündung) derselben.

Hautstärkend:

Reinigt und stärkt die Haut.

Herzregulierend (herzstärkend):

Reguliert und verstärkt den Herzschlag.

Hustenbekämpfend:

Beruhigt Rachen- und Hustenreiz.

Krampflösend:

Löst schmerzhafte Muskelkrämpfe. Dabei werden diejenigen Nerven beeinflusst, welche den Rhythmus der Muskelzusammenziehung bestimmen.

Magenstärkend:

Stärkt den Magen.

Menstruationsregulierend:

Regelt unregelmäßige Regelblutungen und lindert die Schmerzen, die vor und während der Menstruation auftreten.
Die Regelblutung wird aber durch mehrere Faktoren bestimmt, sie kann deshalb nicht von einer Pflanze allein eingeleitet werden.

Milchsekretionshemmend:

Senkt die Aussonderung von Muttermilch.

Milchtreibend (fördert die Milchsekretion):

Aktiviert oder fördert die Produktion und die Absonderung von Muttermilch.

Nervenstärkend:

Stärkt die Nerven.

Reisekrankheit, gegen:

Gegen Übelkeit, Brechreiz und Kopfschmerzen, die durch unregelmäßige Beschleunigungsreize oder schaukelnde oder ruckartige Bewegungen von Transportmitteln wie Auto, Schiff, Flugzeug oder Eisenbahn ausgelöst werden können.

Schlaffördernd:

Begünstigt den Schlaf entweder durch Beruhigung des gesamten Organismus oder durch direkte Einwirkung auf das Zwischenhirn.

Schleimlösend:

Verflüssigt den Schleim in den Atemorganen, damit er besser ausgehustet werden kann.

Schmerzlindernd (schmerzstillend):

Der Schmerz wird direkt über das schmerzende Organ oder über das Zentralnervensystem, von wo aus der Schmerz gesteuert wird, bekämpft.

Schweißhemmend:

Die Ausscheidung von Schweiß wird vermindert.

Schweißtreibend:

Regt zum Schwitzen an.

Steinbildung, gegen (antilithiastisch):

Hemmt die Bildung von Steinen in Gallen- und Harnwegen oder begünstigt deren Auflösung.

Stimulierend (anregend):

Regt die Tätigkeit der Nerven und Gefäße und die Wachstumsfunktionen an. Einige Anregungsmittel wirken zentralanregend, andere nur auf bestimmte Organe, wie etwa den Verdauungstrakt oder das Herz.

Tonisch (kräftigend):

Vertreibt die Müdigkeit und wirkt stärkend auf den Organismus.

Verdauungsregulierend (verdauungsfördernd):

Regelt und fördert die Magen- und somit die Verdauungstätigkeit.

Windtreibend (karminativ):

Die Austreibung von Gasen aus dem Darm wird gefördert.
Pflanzen mit stimulierenden und aromatischen Eigenschaften sind oft windtreibend.

Wundheilend (narbenbildend):

Unterstützt die Vernarbung von Wunden und die Heilung von Quetschungen.

Wurmtreibend:

Führt zur Austreibung der Würmer aus der Darmregion.

Zirkulationsfördernd:

Regt die Blutzirkulation an und aktiviert die Verdauungsfunktion.

Übersicht über die medizinischen Eigenschaften der Pflanzen

Abführend:

Eberesche
Guter Heinrich
Heidelbeere; Schwarzbeere
Holunder, Schwarzer
Lein, Echter; Flachs, Echter
Malve, Wilde; Eibisch, Echter
Wermut
Zwiebel

Adstringierend (zusammenziehend):

Acker-Schachtelhalm
Arnika
Augentrost, Echter/Gemeiner
Brennnessel, Große
Fichte; Rotfichte; Rottanne
Föhre; Waldkiefer
Frauenmantel, Gemeiner/Gewöhnlicher
Hasel; Haselstrauch
Hauswurz, Echte
Heidelbeere; Schwarzbeere
Holunder, Schwarzer
Johanniskraut, Echtes
Lärche
Preiselbeere
Rosskastanie
Schafgarbe, Gemeine
Taubnessel, Weiße
Wegerich: Breitwegerich; Mittlerer Wegerich; Spitzwegerich

Antidiabetisch:

Heidelbeere; Schwarzbeere
Isländisch Moos; Isländische Flechte/Moosflechte
Preiselbeere
Salbei, Echter/Gemeiner; Gartensalbei
Wermut

Antiseptisch (keimtötend):

Arnika
Augentrost, Echter/Gemeiner
Berberitze; Sauerdorn, Gemeiner
Birke; Hängebirke
Eberesche
Fichte; Rotfichte; Rottanne
Föhre; Waldkiefer
Heckenrose, Gemeine; Hundsrose; Hagebutte
Heidelbeere; Schwarzbeere
Holunder, Schwarzer
Isländisch Moos; Isländische Flechte/Moosflechte
Johanniskraut, Echtes
Kamille, Echte
Knoblauch
Lärche
Latsche; Bergkiefer; Latschenkiefer
Pfefferminze, Echte
Preiselbeere
Ringelblume, Gemeine; Calendula
Rote Bete; Rote Rübe
Salbei, Echter/Gemeiner; Gartensalbei
Schnittlauch
Wacholder, Gemeiner
Wegerich: Breitwegerich; Mittlerer Wegerich; Spitzwegerich
Wermut
Zwiebel

Appetitanregend (appetitsteigernd):

Berberitze; Sauerdorn, Gemeiner
Enzian, Gelber
Heidelbeere; Schwarzbeere
Holunder, Schwarzer
Isländisch Moos; Isländische Flechte/Moosflechte
Liebstöckel; Großer Eppich
Preiselbeere
Rote Bete; Rote Rübe
Salbei, Echter/Gemeiner; Gartensalbei
Schafgarbe, Gemeine
Schnittlauch
Wacholder, Gemeiner
Wermut
Zwiebel

Aromatisch:

Fichte; Rotfichte; Rottanne
Föhre; Waldkiefer
Lärche
Latsche; Bergkiefer; Latschenkiefer

Atemregulierend:

Acker-Schachtelhalm
Brennnessel, Große
Fichte; Rotfichte; Rottanne
Föhre; Waldkiefer

Holunder, Schwarzer
Lärche
Latsche; Bergkiefer; Latschenkiefer
Taubnessel, Weiße
Zirbelkiefer; Kiefer

Auswurffördernd (expektorierend):

Brennnessel, Große
Fichte; Rotfichte; Rottanne
Föhre; Waldkiefer
Heckenrose, Gemeine; Hundsrose; Hagebutte
Huflattich
Lärche
Latsche; Bergkiefer; Latschenkiefer
Schlüsselblume, Echte
Taubnessel, Weiße
Wegerich: Breitwegerich; Mittlerer Wegerich; Spitzwegerich
Zirbelkiefer; Kiefer
Zwiebel

Balsamisch:

Fichte; Rotfichte; Rottanne
Föhre; Waldkiefer
Lärche
Latsche; Bergkiefer; Latschenkiefer

Beruhigend (entspannend, nervenberuhigend, sedativ)

Brennnessel, Große
Frauenmantel, Gemeiner/Gewöhnlicher
Johanniskraut, Echtes
Kamille, Echte
Latsche; Bergkiefer; Latschenkiefer
Malve, Wilde; Eibisch, Echter
Melisse
Pfefferminze, Echte
Ringelblume, Gemeine; Calendula
Schlüsselblume, Echte
Taubnessel, Weiße
Winterlinde

Blutbildend (antianämisch):

Birke; Hängebirke
Brennnessel, Große
Guter Heinrich
Isländisch Moos; Isländische Flechte/Moosflechte
Rote Bete; Rote Rübe
Schafgarbe, Gemeine
Schnittlauch
Taubnessel, Weiße
Weißkohl; Kohl

Blutdrucksenkend:

Knoblauch

Blutreinigend:

Acker-Schachtelhalm
Birke; Hängebirke
Brennnessel, Große
Brunnenkresse, Echte
Eberesche
Fichte; Rotfichte; Rottanne
Föhre; Waldkiefer
Frauenmantel, Gemeiner/Gewöhnlicher
Guter Heinrich
Holunder, Schwarzer
Knoblauch
Lärche
Löwenzahn, Gemeiner
Preiselbeere
Ringelblume, Gemeine; Calendula
Salbei, Echter/Gemeiner; Gartensalbei
Schafgarbe, Gemeine
Schlüsselblume, Echte
Schnittlauch
Taubnessel, Weiße
Wacholder, Gemeiner
Wegerich: Breitwegerich; Mittlerer Wegerich; Spitzwegerich
Weißkohl; Kohl
Wermut
Zwiebel

Blutstillend:

Acker-Schachtelhalm
Brennnessel, Große
Frauenmantel, Gemeiner/Gewöhnlicher
Schafgarbe, Gemeine

Brechreiz, gegen:

Isländisch Moos; Isländische Flechte/Moosflechte

Brechreizerzeugend:

Holunder, Schwarzer

Durchfallhemmend (antidiarrhöisch):

Frauenmantel, Gemeiner/Gewöhnlicher
Heidelbeere; Schwarzbeere
Johanniskraut, Echtes
Preiselbeere

Entzündungshemmend (entzündungswidrig):

Arnika
Augentrost, Echter/Gemeiner
Berberitze; Sauerdorn, Gemeiner
Edelweiß
Fichte; Rotfichte; Rottanne
Föhre; Waldkiefer
Frauenmantel, Gemeiner/Gewöhnlicher
Hauswurz, Echte
Heidelbeere; Schwarzbeere
Holunder, Schwarzer
Huflattich
Johanniskraut, Echtes
Kamille, Echte
Lärche
Latsche; Bergkiefer; Latschenkiefer
Lein, Echter; Flachs, Echter
Liebstöckel; Großer Eppich
Malve, Wilde; Eibisch, Echter
Preiselbeere
Ringelblume, Gemeine; Calendula
Salbei, Echter/Gemeiner; Gartensalbei
Schafgarbe, Gemeine
Taubnessel, Weiße
Wegerich: Breitwegerich; Mittlerer Wegerich; Spitzwegerich

Erfrischend (kühlend):

Hauswurz, Echte
Heckenrose, Gemeine; Hundsrose; Hagebutte
Preiselbeere

Erweichend:

Fichte; Rotfichte; Rottanne
Föhre; Waldkiefer
Hauswurz, Echte
Heckenrose, Gemeine; Hundsrose; Hagebutte
Holunder, Schwarzer
Huflattich
Isländisch Moos; Isländische Flechte/Moosflechte
Kartoffel
Lärche
Latsche; Bergkiefer; Latschenkiefer
Lein, Echter; Flachs, Echter
Malve, Wilde; Eibisch, Echter
Ringelblume, Gemeine; Calendula
Wacholder, Gemeiner
Wegerich: Breitwegerich; Mittlerer Wegerich; Spitzwegerich
Weißkohl; Kohl
Zirbelkiefer; Kiefer
Zwiebel

Fiebersenkend:

Arnika
Hasel; Haselstrauch
Hauswurz, Echte
Heckenrose, Gemeine; Hundsrose; Hagebutte
Holunder, Schwarzer
Kartoffel
Preiselbeere
Schlüsselblume, Echte
Taubnessel, Weiße
Wacholder, Gemeiner
Wermut
Winterlinde
Zwiebel

Gallensekretionsfördernd:

Birke; Hängebirke
Salbei, Echter/Gemeiner; Gartensalbei

Gefäßverengend:

Hasel; Haselstrauch

Geruchbindend (desodorierend):

Holunder, Schwarzer
Isländisch Moos; Isländische Flechte/Moosflechte
Kamille, Echte

Harntreibend (diuretisch, wassertreibend)

Acker-Schachtelhalm
Birke; Hängebirke

Brennnessel, Große
Brunnenkresse, Echte
Fichte; Rotfichte; Rottanne
Föhre; Waldkiefer
Frauenmantel, Gemeiner/Gewöhnlicher
Heckenrose, Gemeine; Hundsrose; Hagebutte
Holunder, Schwarzer
Johanniskraut, Echtes
Kartoffel
Kümmel, Echter
Lärche
Lein, Echter; Flachs, Echter
Liebstöckel; Großer Eppich
Löwenzahn, Gemeiner
Malve, Wilde; Eibisch, Echter
Preiselbeere
Schafgarbe, Gemeine
Schlüsselblume, Echte
Schnittlauch
Taubnessel, Weiße
Wacholder, Gemeiner
Wegerich: Breitwegerich; Mittlerer Wegerich; Spitzwegerich
Weißkohl; Kohl
Wermut
Zwiebel

Hautreizend:

Brennnessel, Große
Knoblauch
Schlüsselblume, Echte
Wacholder, Gemeiner
Zwiebel

Hautstärkend:

Augentrost, Echter/Gemeiner
Birke; Hängebirke
Heckenrose, Gemeine; Hundsrose; Hagebutte
Kamille, Echte
Liebstöckel; Großer Eppich
Malve, Wilde; Eibisch, Echter
Schafgarbe, Gemeine
Wegerich: Breitwegerich; Mittlerer Wegerich; Spitzwegerich

Herzregulierend (herzstärkend):

Arnika
Hasel; Haselstrauch
Heckenrose, Gemeine; Hundsrose; Hagebutte
Schafgarbe, Gemeine
Schlüsselblume, Echte
Zwiebel

Hustenbekämpfend:

Acker-Schachtelhalm
Birke; Hängebirke
Brennnessel, Große
Fichte; Rotfichte; Rottanne
Föhre; Waldkiefer
Heckenrose, Gemeine; Hundsrose; Hagebutte
Holunder, Schwarzer
Huflattich
Isländisch Moos; Isländische Flechte/Moosflechte
Knoblauch
Lärche
Latsche; Bergkiefer; Latschenkiefer
Malve, Wilde; Eibisch, Echter
Salbei, Echter/Gemeiner; Gartensalbei
Schafgarbe, Gemeine
Schlüsselblume, Echte
Taubnessel, Weiße
Wacholder, Gemeiner
Wegerich: Breitwegerich; Mittlerer Wegerich; Spitzwegerich
Zirbelkiefer; Kiefer
Zwiebel

Krampflösend:

Johanniskraut, Echtes
Kamille, Echte
Melisse
Pfefferminze, Echte
Ringelblume, Gemeine; Calendula
Salbei, Echter/Gemeiner; Gartensalbei
Schafgarbe, Gemeine
Taubnessel, Weiße
Winterlinde

Magenstärkend:

Augentrost, Echter/Gemeiner
Brennnessel, Große
Enzian, Gelber
Frauenmantel, Gemeiner/Gewöhnlicher
Johanniskraut, Echtes
Kamille, Echte
Kümmel, Echter
Liebstöckel; Großer Eppich

Melisse
Wacholder, Gemeiner
Wermut

Menstruationsregulierend:

Brennnessel, Große
Frauenmantel, Gemeiner/Gewöhnlicher
Johanniskraut, Echtes
Kamille, Echte
Kümmel, Echter
Liebstöckel; Großer Eppich
Ringelblume, Gemeine; Calendula
Salbei, Echter/Gemeiner; Gartensalbei
Schafgarbe, Gemeine
Taubnessel, Weiße
Wacholder, Gemeiner
Wermut

Milchsekretionshemmend:

Salbei, Echter/Gemeiner; Gartensalbei

Milchtreibend (fördert die Milchsekretion):

Brennnessel, Große
Frauenmantel, Gemeiner/Gewöhnlicher
Isländisch Moos; Isländische Flechte/Moosflechte

Nervenstärkend:

Brennnessel, Große
Fichte; Rotfichte; Rottanne
Föhre; Waldkiefer
Heckenrose, Gemeine; Hundsrose; Hagebutte
Lärche
Liebstöckel; Großer Eppich
Pfefferminze, Echte
Schafgarbe, Gemeine
Wacholder, Gemeiner
Zwiebel

Reisekrankheit, gegen:

Isländisch Moos; Isländische Flechte/Moosflechte

Schlaffördernd:

Brennnessel, Große
Frauenmantel, Gemeiner/Gewöhnlicher
Johanniskraut, Echtes
Kamille, Echte
Melisse
Pfefferminze
Schlüsselblume, Echte
Taubnessel, Weiße
Winterlinde

Schleimlösend:

Augentrost, Echter/Gemeiner
Brennnessel, Große
Fichte; Rotfichte; Rottanne
Föhre; Waldkiefer
Heckenrose, Gemeine; Hundsrose; Hagebutte
Huflattich
Isländisch Moos; Isländische Flechte/Moosflechte
Johanniskraut, Echtes
Kamille, Echte
Knoblauch
Lärche
Latsche; Bergkiefer; Latschenkiefer
Malve, Wilde; Eibisch, Echter
Salbei, Echter/Gemeiner; Gartensalbei
Schlüsselblume, Echte
Taubnessel, Weiße
Zwiebel

Schmerzlindernd (schmerzstillend):

Arnika
Latsche; Bergkiefer; Latschenkiefer
Birke; Hängebirke
Kamille, Echte
Schafgarbe, Gemeine
Ringelblume, Gemeine; Calendula
Johanniskraut, Echtes
Acker-Schachtelhalm
Holunder, Schwarzer
Augentrost, Echter/Gemeiner
Preiselbeere
Wacholder, Gemeiner
Lärche
Hauswurz, Echte
Liebstöckel; Großer Eppich
Fichte; Rotfichte; Rottanne
Föhre; Waldkiefer
Wegerich: Breitwegerich; Mittlerer Wegerich; Spitzwegerich
Heckenrose, Gemeine; Hundsrose; Hagebutte
Schlüsselblume, Echte
Brennnessel, Große

Taubnessel, Weiße
Rosskastanie
Zwiebel

Schweißhemmend:

Isländisch Moos; Isländische Flechte/Moosflechte
Liebstöckel; Großer Eppich
Salbei, Echter/Gemeiner; Gartensalbei
Taubnessel, Weiße

Schweißtreibend:

Fichte; Rotfichte; Rottanne
Föhre; Waldkiefer
Holunder, Schwarzer
Kamille, Echte
Lärche
Schlüsselblume, Echte
Winterlinde

Steinbildung, gegen (antilithiastisch):

Birke; Hängebirke
Brennnessel, Große

Stimulierend (anregend):

Birke; Hängebirke
Brennnessel, Große
Brunnenkresse, Echte
Fichte; Rotfichte; Rottanne
Föhre; Waldkiefer
Knoblauch
Lärche
Latsche; Bergkiefer; Latschenkiefer
Pfefferminze, Echte
Ringelblume, Gemeine; Calendula
Salbei, Echter/Gemeiner; Gartensalbei
Schnittlauch
Wermut
Zwiebel

Tonisch (kräftigend):

Arnika
Brennnessel, Große
Fichte; Rotfichte; Rottanne
Föhre; Waldkiefer
Heckenrose, Gemeine; Hundsrose; Hagebutte
Isländisch Moos; Isländische Flechte/Moosflechte
Kamille, Echte
Lärche
Latsche; Bergkiefer; Latschenkiefer
Melisse
Ringelblume, Gemeine; Calendula
Rote Bete; Rote Rübe
Schafgarbe, Gemeine
Wacholder, Gemeiner
Wegerich: Breitwegerich; Mittlerer Wegerich; Spitzwegerich
Wermut

Verdauungsregulierend (verdauungsfördernd):

Arnika
Brennnessel, Große
Enzian, Gelber
Frauenmantel, Gemeiner/Gewöhnlicher
Heidelbeere; Schwarzbeere
Isländisch Moos; Isländische Flechte/Moosflechte
Johanniskraut, Echtes
Kamille, Echte
Knoblauch
Kümmel, Echter
Liebstöckel; Großer Eppich
Salbei, Echter/Gemeiner; Gartensalbei
Schafgarbe, Gemeine
Wacholder, Gemeiner
Wermut
Zwiebel

Windtreibend (karminativ):

Acker-Schachtelhalm
Edelweiß
Enzian, Gelber
Frauenmantel, Gemeiner/Gewöhnlicher
Kamille, Echte
Kümmel, Echter
Liebstöckel; Großer Eppich
Ringelblume, Gemeine; Calendula
Salbei, Echter/Gemeiner; Gartensalbei
Schafgarbe, Gemeine
Schnittlauch
Wacholder, Gemeiner
Wermut
Zwiebel

Wundheilend (narbenbildend):

Acker-Schachtelhalm
Arnika
Berberitze; Sauerdorn, Gemeiner
Fichte; Rotfichte; Rottanne
Föhre; Waldkiefer
Frauenmantel, Gemeiner/Gewöhnlicher
Hauswurz, Echte
Heckenrose, Gemeine; Hundsrose; Hagebutte
Huflattich
Johanniskraut, Echtes
Kamille, Echte
Kartoffel
Lärche
Malve, Wilde; Eibisch, Echter
Ringelblume, Gemeine; Calendula
Rosskastanie
Salbei, Echter/Gemeiner; Gartensalbei
Schafgarbe, Gemeine
Schlüsselblume, Echte
Taubnessel, Weiße
Wacholder, Gemeiner
Wegerich: Breitwegerich; Mittlerer Wegerich; Spitzwegerich
Weißkohl; Kohl

Wurmtreibend:

Brunnenkresse, Echte
Hauswurz, Echte
Heidelbeere; Schwarzbeere
Johanniskraut, Echtes
Knoblauch
Lein, Echter; Flachs, Echter
Wermut
Zwiebel

Zirkulationsfördernd:

Acker-Schachtelhalm
Arnika
Brennnessel, Große
Fichte; Rotfichte; Rottanne
Föhre; Waldkiefer
Lärche Hasel; Haselstrauch
Latsche; Bergkiefer; Latschenkiefer
Schafgarbe, Gemeine
Schlüsselblume, Echte
Wegerich: Breitwegerich; Mittlerer Wegerich; Spitzwegerich

Die medizinischen Eigenschaften der zwei Kapitel „Das Heu“ und „Nicht-pflanzliche Heilmethoden“ wurden hier nicht mit einbegriffen.

Allgemeine Ratschläge und Bemerkungen der befragten Personen

„Heilkräuter soll man nie pflücken, wenn die Sonne scheint, weil sich ihre Heilkraft in die Wurzel zurückzieht. Man soll die Kräuter bei schönem, trockenem Wetter pflücken, eher am Morgen. Sie sollen trocken vom Tau sein, aber die Sonne darf noch nicht darauf scheinen."

„Der beste Zeitpunkt zum Sammeln der Kräuter und Heilpflanzen ist bei zunehmendem Mond, noch genauer: am dritten Tag vor Vollmond."

„Alle Pflanzen, die man zur Herstellung von Tee pflückt, sind mehr zum Vorbeugen und Verhindern eines Krankheitsausbruchs und zur Unterstützung der körpereigenen Abwehr da. Wenn die Krankheit schon ausgebrochen ist, sollte man unbedingt einen Arzt aufsuchen. Die Kunst des Arztes und der Heilprozess können aber mit den Mitteln der Pflanzenheilkunde unterstützt werden. Darüber sollte man auch mit dem Vertrauensarzt oder einer anderen kompetenten Person sprechen."

„In eine Tasse gibt man immer nur die Menge eines Teelöffels der Heilpflanze. Das ist die Menge, die man mit drei Fingern, dem Daumen, dem Zeigefinger und dem Mittelfinger, ergreifen kann."

„Die Medizin darf nicht zu stark sein."

„Es genügt nicht, das Heilmittel nur einmal einzunehmen. Man muss es schon regelmäßig benutzen."

„Die Kuren sollen nicht länger als 6 Wochen dauern."

„Man darf denselben Tee nur 15 Tage lang trinken, dann muss man wechseln."

„Den Tee soll man ohne Zucker trinken, man kann eventuell ein paar Tropfen Zitrone hineingeben. Honig soll man nie mit Kräuterzubereitungen vermischen."

„Man muss unterscheiden können, welche Heilpflanzen für den Menschen, und welche für das Vieh gut sind."

„Man muss selber sehr viel ausprobieren, dann erst weiß man, ob es wirkt oder nicht."

„Kräuter soll man nicht mit Eisen pflücken, d. h., sie sollen nicht mit Eisen in Berührung kommen.
Sie sollen in Papiertüten und nie in Plastiktaschen gesammelt werden."

„Heilpflanzen, die in der Nähe von Straßen wachsen, soll man nicht pflücken und gebrauchen."

„Man sollte die Heilpflanzen jedes Jahr frisch pflücken."

„Wiesenblumen und Kräuter sind nicht nur hier, um gepflückt zu werden, sondern sie erfreuen auch das Auge und die Seele.
Man sollte sie deshalb dort pflücken, wo es viele von ihnen gibt. Wenn nur wenige von ihnen vorkommen, sollte man sie stehen lassen, damit sie sich weiter ausbreiten können, denn sonst könnte es zur Ausrottung einzelner Arten kommen."

Autorennamen, die im Buch vorkommen

Cass. = Cassini, Comte Alexandre-Henri Gabriel de, Paris 03.05.1781 - 16.04.1832 Paris. Französischer Botaniker und Jurist. Spezialgebiet: Compositae.

Ehrh. = Ehrhart, Jakob Friedrich, Hodlerbank, Schweiz 04.11.1742 - 26.06.1795 Hannover. Deutscher Apotheker und Botaniker Schweizer Herkunft. 1773–1776 Schüler Linnés, später Leiter der Gärten zu Herrenhausen bei Hannover.

Harley = Harley, R. M., 1936. Englischer Botaniker.

Hayne = Hayne, Friedrich Gottlob, Jüterborgk 18.03.1763 - 28.04.1832 Berlin. Deutscher Botaniker.

Hill = Hill, John, Peterborough, Northamptonshire 1702 - 21.11.1775 London. Englischer Apotheker, Arzt, Botaniker und Schriftsteller.
Huds. = Hudson, William, Kendal, Westmoreland 1734 - 23.05.1793 London. Englischer Apother und Botaniker.

Karst. = Karsten, Gustav Karl Wilhelm Hermann, Stralsund 06.11.1817 - 10.07.1908 Grunewald bei Berlin. Deutscher Botaniker, bereiste von 1844 bis 1847 und 1848 bis 1856 Venezuela, Ecuador, Kolumbien etc., danach Professor der Botanik in Berlin und Wien.

Koch = Koch, Wilhelm Daniel Joseph, Kusel bei Zweibrücken 05.03.1771 - 14.11.1849 Erlangen. Deutscher Botaniker, Arzt, Direktor des Botanischen Gartens Erlangen.

L. = Linné, Carl von, Räshult in Smaland 23.05.1707 - 10.01.1798 Uppsala. Berühmter schwedischer Naturforscher, Arzt und Botaniker. Begründer der binären Nomenklatur, nach der jeder Pflanzen- und Tiername aus Gattungsname und Artbezeichnung (spezifischem Epitheton) besteht. Stellte 1735 das „Linnésche System“ auf (ein künstliches System, nach Zahl und Einfügung der Staubblätter).

Mill. = Miller, Philip, Depford oder Greenwich, 1691 - 18.12.1771 Chelsea, London. Englischer Gärtner und Botaniker, seit 1772 Vorsteher des Apothekergartens in Chelsea.

Pers. = Persoon, Christiaan Hendrik, Kapstadt 31.12.1761 - 16.11.1836 Paris. In Frankreich lebender Botaniker und Arzt holländisch-deutscher Abstammung, bedeutender Mykologe.

R. Br. = Brown, Robert, Montrose 21.12.1773 - 10.06.1858 London. Englischer Botaniker, von 1801 bis 1805 auf einer Australien-Expedition, später Kustos am Britischen Museum London.

Roth = Roth, Albrecht Wilhelm, Dötlingen, Oldenburg 06.01.1757 - 16.10.1834 Vegesack. Deutscher Arzt und Botaniker.

Schrad. = Schrader, Heinrich Adolph, Alfeld 01.01.1767 - 21.10.1836 Göttingen. Direktor des Botanischen Gartens Göttingen.

Scop. = Scopoli, Giovanni Antonio, Cavalese, Tirol 03.06.1723 - 08.05.1788 Pavia. Österreichischer Naturwissenschaftler.

Turra = Turra, Antonio, Vicenza 25.03.1730 - 07.09.1796 Vicenza. Italienischer Botaniker.

Wallr. = Wallroth, Carl Friedrich Wilhelm, Breitenstein bei Stolberg, Harz 13.03.1792 - 22.03.1857 Nordhausen. Deutscher Kreisphysikus und Botaniker.

Web. = Weber, Georg, 1752–1828. Deutschland.

Andere Abkürzungen:

emend. = Bei wissenschaftlichen Pflanzennamen: emendavit = hat abgeändert bzw. abgeändert durch – Name des Autors
var. = Varietät, Abart einer Pflanze

Bibliographie

Delavau P. – Lorrain M. – Mortier F. – Rivolier C. – Rivolier J. – Schweitzer, A. R., *Geheimnisse und Heilkräfte der Pflanzen*, ins Dt. übers. v. Hutzli H. – Raschle P. - Schneebeli R. – Schneider W. – Sebald O. - Wirth V., Verlag Das Beste aus Reader's Digest, Stuttgart 1978 [Originaltitel: *Secrets et vertus des plantes médicinales*, 1977]

Marzell H., *Geschichte und Volkmedizin der deutschen Heilpflanzen*, Hippokrates-Verlag, Stuttgart 1967 [1938]

Matscher H., *Volksmedizin*, Verlag A. Weger, Brixen, 2. Auflage 1982

Mayr C., *Kräuterfibel*, Verlagsanstalt Athesia, Bozen, 4. überarbeitete Auflage 1982 [1976]

Mayr C., *Kräuterfibel*, Verlagsanstalt Athesia, Bozen, 5. überarbeitete Auflage 1988 [1976]

Pahlow M., *Das große Buch der Heilpflanzen – Gesund durch die Heilkräfte der Natur*, Gräfe und Unzer, München, Neuausgabe 1985, 3. Auflage 1989 [1979]

Pfendtner I., *Natürlich heilen mit Brennessel. Die Wiederentdeckung eines alten Hausmittels*, Wilhelm Heyne Verlag, München 1999

Podlech D., GU *Naturführer. Heilpflanzen*, Gräfe und Unzer, München 1987

Reuther F. – Reuther H., *Guida alle piante officinali delle Alpi*, Zanichelli, Bologna 1984 [Originaltitel: Heilpflanzen im Gebirge 1982]

Schwarz A. – Schweppe R., *Johanniskraut. Neuer Schwung und innere Harmonie*, Gräfe und Unzer Verlag, München 1998

Uhlenbrock S., *Preiselbeeren. Entzündungen der Harnwege natürlich behandeln*, Mosaik Verlag, München 1999

Vallazza T., *Plantes de medejina*, Union di Ladins de Gherdëina, Urtijëi 1992

Weidinger H.-J., *Heilkräuter anbauen–sammeln–nützen–schützen*, Band 1, Ueberreuter, Wien-Heidelberg 1983

Weidinger H.-J., *Heilkräuter anbauen–sammeln–nützen–schützen*, Band 2, Ueberreuter, Wien-Heidelberg 1984

Willfort R., *Gesundheit durch Heilkräuter*, Rudolf Trauner Verlag, Linz, 17. überarbeitete Neuauflage 1977 [1959]

ZDN (Zentrum zur Dokumentation von Naturheilverfahren), *Volksmedizin in Tirol. Ein EU-Interreg-II-Projekt*, 3 Bände, Tisens 2001

Artikel und Aufsätze:

„Agost", aus *Calënder de Gherdëina* 1958, versch. Autoren, Union di Ladins d'Urtijëi, St. Ulrich 1958 (S. 18–19)

„Heilkraft aus der Natur. Der Salbei in der Spruchweisheit alter Völker", aus: *Die Südtiroler Frau*, Athesia, Bozen, Nr. 7, 1. April 2002 (S. 31)

Huber A., „Einiges über Heilpflanzen in Südtirol", aus: *Der Schlern*, versch. Autoren, Druck und Verlag Tyrolia, 1. Jahrg., 17. Heft, 1. September 1920 (S. 268–271)

„La mana", aus: *Calënder de Gherdëina* 1958, versch. Autoren, Union di Ladins d'Urtijëi, St. Ulrich 1958 (S. 37–40)

Wörterbücher und Nachschlagewerke:

Brockhaus Multimedial, Bibliographisches Institut & F. A. Brockhaus AG, 1998 in ZDN (siehe oben)

DIT. Dizionario Tedesco-Italiano – Italiano-Tedesco, Paravia, Torino 1996

Duden. Deutsches Universalwörterbuch, Dudenverlag, Mannheim-Leipzig-Wien-Zürich, 3., neu bearbeitete und erweiterte Auflage 1996

Forni M., *Wörterbuch Deutsch – Grödner-Ladinisch. Vocabuler Tudësch – Ladin de Gherdëina*, Istitut Ladin Micurà de Rü, St. Martin in Thurn/Wolkenstein in Gröden 2002

Hegi G., *Illustrierte Flora von Mitteleuropa*, 7 Bände, Verlag Paul Parey, Berlin-Hamburg, völlig neu bearbeitete Auflage 1984

Lardschneider-Ciampac A., *Vocabulèr dl Ladin de Gherdëina. Gherdëina-Tudësch*, Istitut Culturel Ladin „Micurá de Rü", San Martin de Tor 1992

Marzell H., *Wörterbuch der deutschen Pflanzennamen*, 5 Bände, Verlag von S. Hirzel, Leipzig 1943; S. Hirzel Verlag, Stuttgart/Franz Steiner Verlag, Wiesbaden 1979

Hoffmann-Krayer E. – Bächtold-Stäubli H., *Handwörterbuch des deutschen Aberglaubens*, Walter de Gruyter & Co., Berlin und Leipzig, 10 Bände, 1. Band 1927 – 10. Band 1942 [aus Verband Deutscher Vereine für Volkskunde, Handwörterbücher zur deutschen Volkskunde. Abteilung I. Aberglaube] [Abk.: HW des dt. Aberglaubens]